まぜるだけで簡単！

ずぼら
[illegible]酵飲
[illegible]リンクダイエット

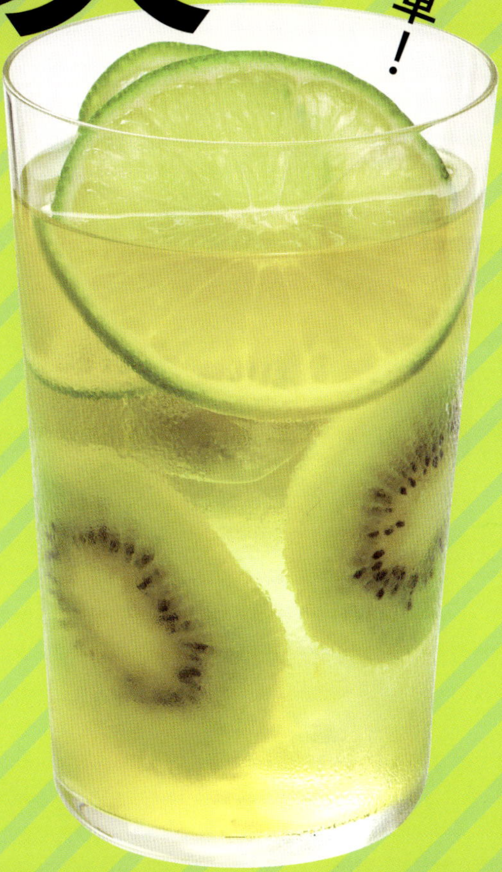

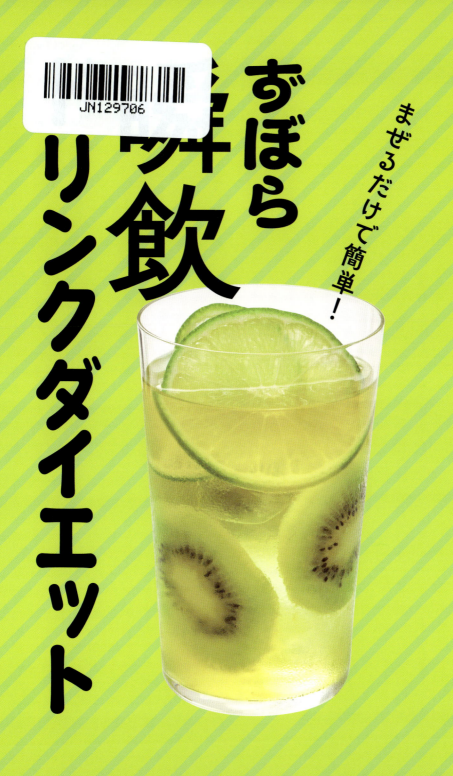

はじめに

ドリンクが替われば、意識が変わる。ドリンクで痩せるスイッチを入れよう！

ドリンクですらり体型も手に入る！

ダイエットを決意しては失敗し、なかなか痩せられない自分の姿を見ては落ち込む。丸々とした顔やぽちゃぽちゃお腹、太い脚を目にして「どうせ私はダイエットできないダメ女」と自信をなくす。はい、かつての私自身です。

そんな私が−12kgのダイエットに成功し、その体型を出産後もキープできている経験からわかったことがあります。しかも、しっかりご飯を食べながら——というより**「正しく食べることで痩せる」が私のダイエットの基本。無理せず、するすると痩せることは可能なんです。**

でも、そんなダイエットの最中にも——最初の頃には特に——ちょっと心がぐらぐらする瞬間はあります。「ちょっとおやつが食べたいな」「頑張ってるから、今日はご褒美！」なんて自分に言い聞かせてついジャンクなものを食べてしまい、気づいたらなし崩し的にダイエットを諦めていた……なんて経験はないでしょうか。そんな、ダイエットの落とし穴とでも言うべき〝心の隙間〟ができてしまったら？ その時こそ、この本でご紹介するダイエットドリンクを飲んでみてください。朝の〝おめざ〟に飲めば舌も気持ちも目覚めて、1日が快適に始まります。食事の前に飲めば、ドカ食い予防に。甘いものが欲しくなってしまった時も、このドリンクで舌や鼻を喜ばせれば、ジャンクなものへと走りたい気持ちがスッと消えるのがわかるはず。そう、このドリンクにはダイエットの天敵である甘いささやきを退ける力があるのです！ しかも水分は、朝から晩までおよそ7〜8杯くらい飲む人が多いもの。毎日口にするドリンクにこだわれば気持ちが満足し、不足しがちなたんぱく質やビタミン・ミネラル類もチャージでき、悪魔のささやきが入り込むスキもない美味しくて楽しい毎日へとモードチェンジできるのです。

楽しく美味しく、そしてきちんと痩せていく毎日は、とてもハッピーです。**ドリンクを替えて、すらり体型で前向きな自分を手に入れましょう！**

簡単！

毎日何度も飲むドリンクだから、
2～3ステップで作れる
簡単なものにしました。
材料も道具も最小限でOKなので
負担を感じずに楽しく美味しく
ダイエットできます。

美味しい！

ただ水分を摂取するだけなら水でいい。
でもこのドリンクはフルーツや
スパイスが香ったり、
素材の甘みやうまみがあったり
美味しさが詰まっているから
続きます。

ヘルシー！

きちんと栄養を摂るのが基本の
松田式ダイエット。
毎日ちょこちょこ飲むドリンクを替えると、
栄養を補えたり
冷えやむくみに働きかけたり
健康的に痩せられるように。

ドリンクを替えるとみるみる痩せる理由

瞬食＋飲み物

＝

瞬《しゅん》飲《いん》

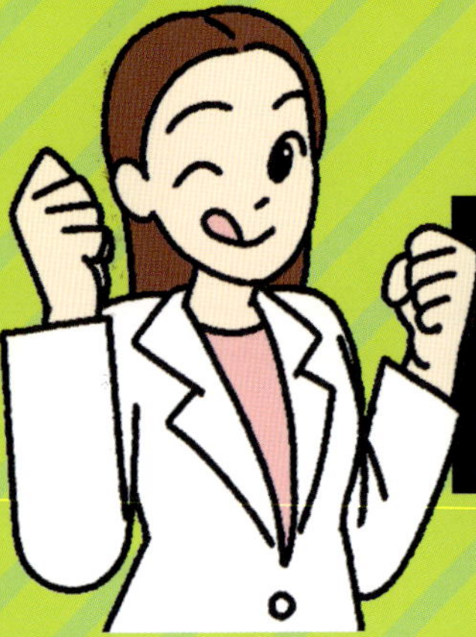

ちゃんと食べるからこそ痩せる、というのが松田式瞬食ダイエットの基本です。でも、食事は1日3回。それに対し、飲み物は（個人差はありますが）1日7〜8杯口にします。これを**〝瞬食〟ダイエットのメソッドに則った〝飲み物〟に替えると、ビタミンやミネラル、たんぱく質などが摂れて1日の栄養バランスが整います。**私はこれを「瞬飲ドリンク」と呼んでいます。

ただし、今回の「瞬飲ダイエット」は食事と置き換えするダイエットではありません。三度の食事をしっかり取った上で成立する、あくまでも「瞬食ダイエット」のサポート的な役割を果たします。「美味しく飲む・食べる」が習慣になればしめたもの。するすると痩せるのに一番大切なマインドという宝物が身につきます！

瞬飲ドリンクダイエット
3つのキーワード

スイッチオン

瞬飲ドリンクを飲むと、
そのたびに意識がダイエットモードへ。
目覚めや眠りのサポートにもなり、
調子のいい体の状態が続きます。

栄養価UP

ダイエット成功のカギは、
消費カロリーの7割を占める
「基礎代謝」。
たんぱく質など基礎代謝を
支える重要な栄養がドリンクで
摂れれば痩せ体質に。

満足感

ダイエットの大敵「物足りなさ」を
撃退してくれるのが
瞬飲ドリンクダイエット。
低カロリーなのに小腹が満たされ、
香りや味わいが満足感を補足して
ムダ食いをブロック。

瞬飲ドリンクでどんどん痩せる！
「瞬飲ドリンクダイエット」体験者の声

運動してないのにむくみがどんどん解消

料理は面倒だけどドリンクって手があったんですね！

食事の前のダイエットドリンク、食べすぎ防止に絶大な効果！

飲み物を替えて痩せる。嘘みたいだけど本当でした！

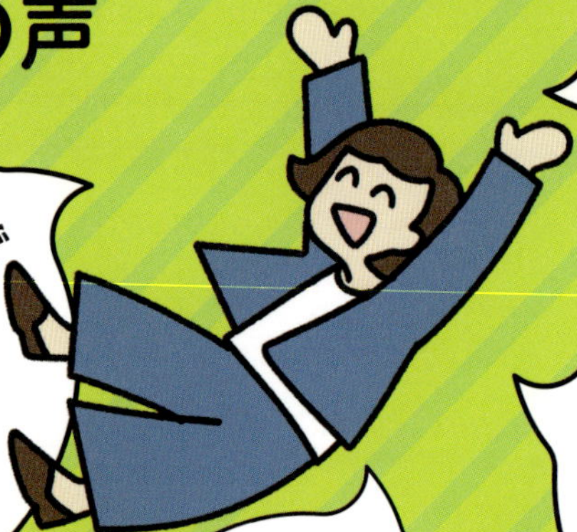

冷えに悩んでいた私がぽかぽか体質に

朝ドリンクで1日を始めるとめちゃめちゃ快腸♡

寝る前の１杯で眠りが深くなった！

お酒を飲んでも残らない。正しいチェイサーって大事！

ドリンクなら超簡単。美味しく飲むうちに食事にも変化が

小腹が空いたらまずはドリンク。どんどん痩せてきた！

CONTENTS

PART 4 ロジカルにわかる「瞬飲ドリンク」メソッド

PART 1

なぜ「ドリンク」で痩せるのか？「瞬飲ドリンク」の秘密

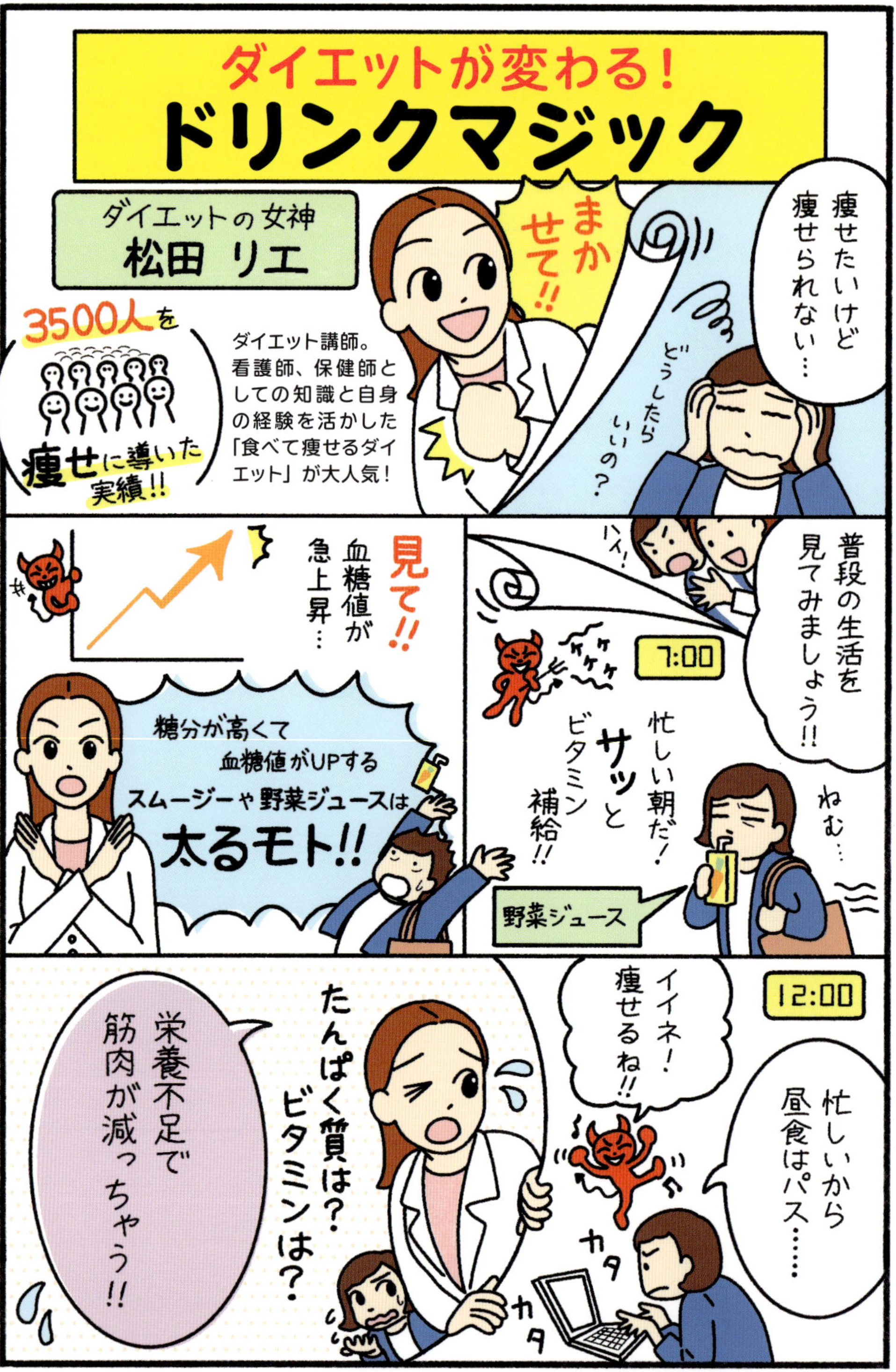
ダイエットが変わる！
ドリンクマジック
痩せたいけど痩せられない…
どうしたらいいの？
まかせて!!
ダイエットの女神
松田 リエ
ダイエット講師。看護師、保健師としての知識と自身の経験を活かした「食べて痩せるダイエット」が大人気！
3500人を痩せに導いた実績!!
普段の生活を見てみましょう!!
ハイ！
ケケケケ
7:00
忙しい朝だ！
サッとビタミン補給!!
ねむ…
野菜ジュース
見て!!
血糖値が急上昇…
糖分が高くて血糖値がUPするスムージーや野菜ジュースは太るモト!!
12:00
忙しいから昼食はパス……
イイネ！痩せるね!!
カタカタ
たんぱく質は？ビタミンは？
栄養不足で筋肉が減っちゃう!!

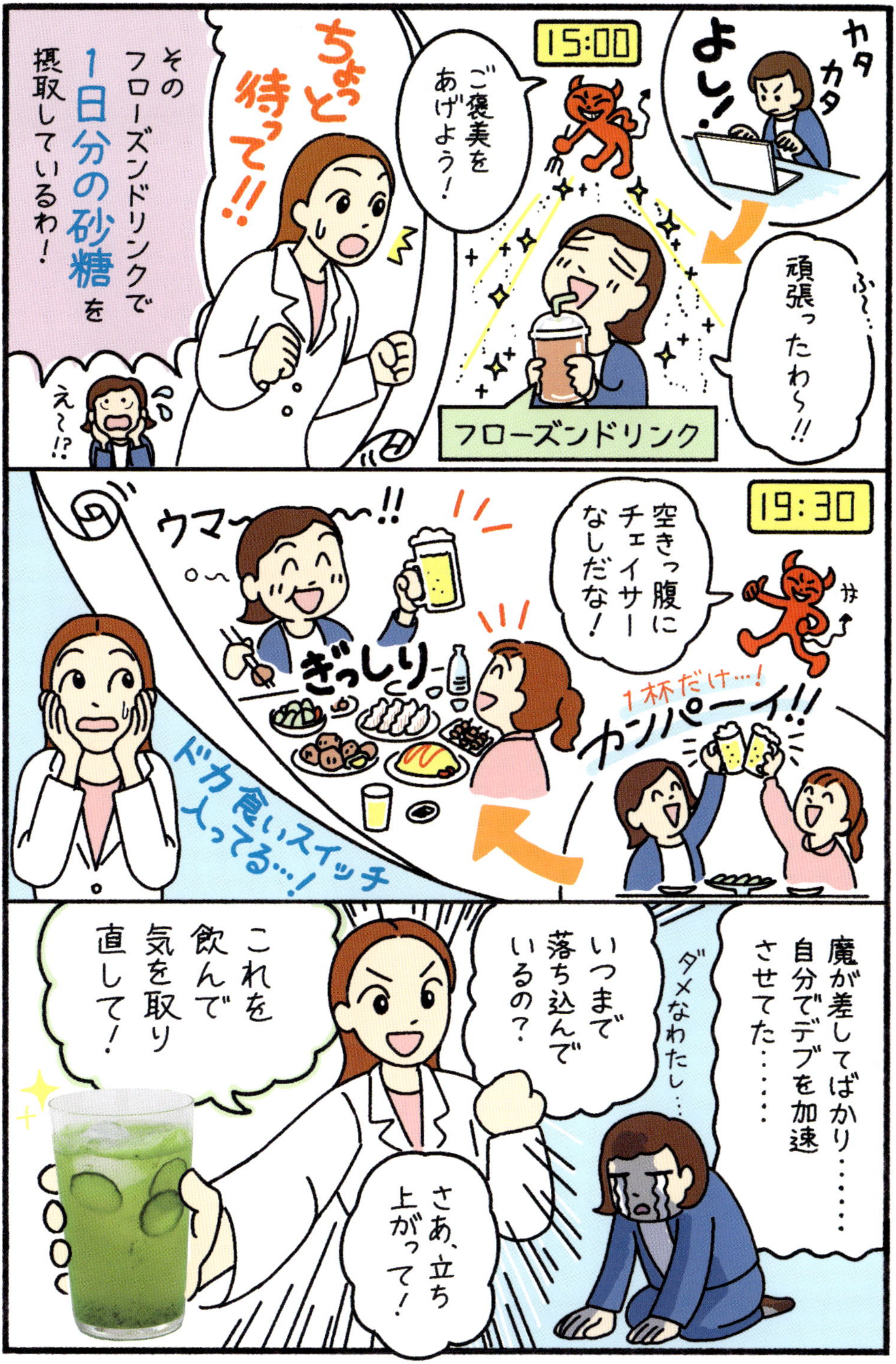
カタカタ
よし!
ふ〜…
頑張ったわ〜!!
15:00
ご褒美をあげよう!
フローズンドリンク
ちょっと待って!!
そのフローズンドリンクで1日分の砂糖を摂取しているわ!
え〜!?
19:30
空きっ腹にチェイサーなしだな!
1杯だけ…!
カンパーイ!!
ウマ〜〜〜!!
ぎっしり
ドカ食いスイッチ入ってる…!
魔が差してばかり……自分でデブを加速させてた……
ダメなわたし…
いつまで落ち込んでいるの?
これを飲んで気を取り直して!
さあ、立ち上がって!

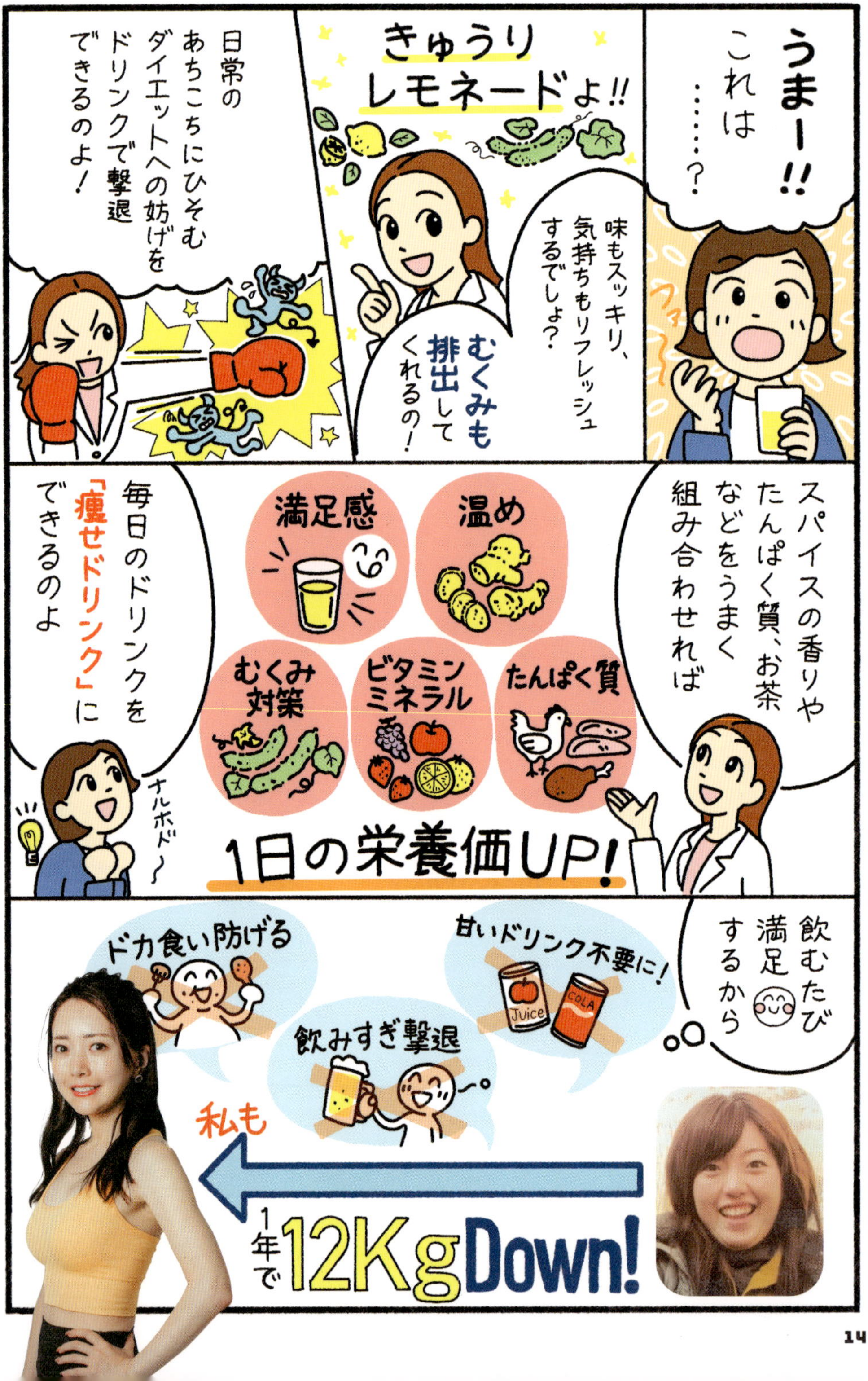

うまー!!
これは……?
きゅうりレモネードよ!!
味もスッキリ、気持ちもリフレッシュするでしょ?
むくみも排出してくれるの!
日常のあちこちにひそむダイエットへの妨げをドリンクで撃退できるのよ!
スパイスの香りやたんぱく質、お茶などをうまく組み合わせれば
満足感
温め
むくみ対策
ビタミンミネラル
たんぱく質
1日の栄養価UP!
毎日のドリンクを「痩せドリンク」にできるのよ
ナルホド〜
飲むたび満足するから
甘いドリンク不要に!
Juice
COLA
ドカ食い防げる
飲みすぎ撃退
私も
1年で12Kg Down!

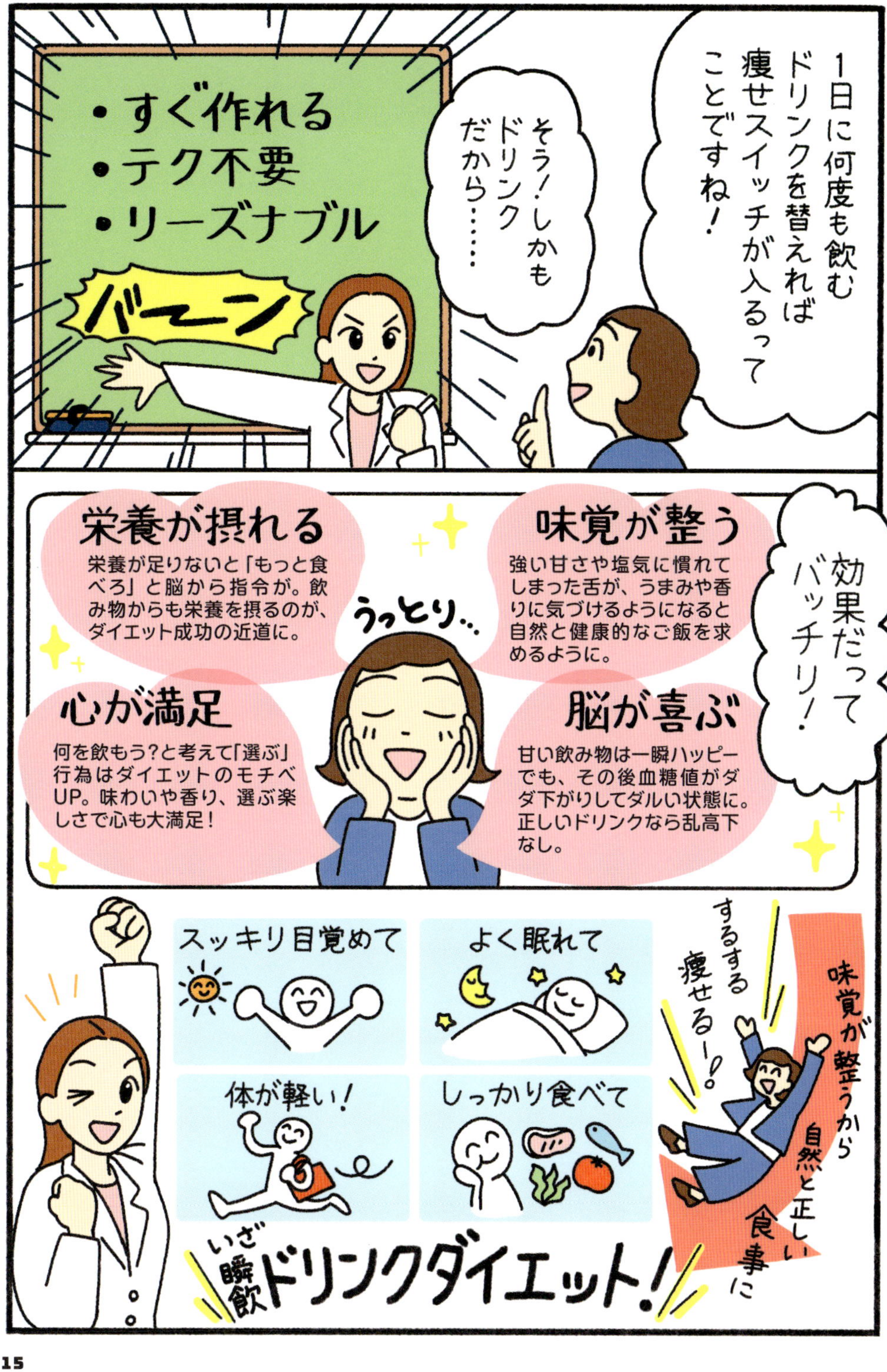
1日に何度も飲むドリンクを替えれば痩せスイッチが入るってことですね！
そう！しかもドリンクだから……
・すぐ作れる
・テク不要
・リーズナブル
バーン
効果だってバッチリ！
味覚が整う
強い甘さや塩気に慣れてしまった舌が、うまみや香りに気づけるようになると自然と健康的なご飯を求めるように。
栄養が摂れる
栄養が足りないと「もっと食べろ」と脳から指令が。飲み物からも栄養を摂るのが、ダイエット成功の近道に。
うっとり…
脳が喜ぶ
甘い飲み物は一瞬ハッピーでも、その後血糖値がダダ下がりしてダルい状態に。正しいドリンクなら乱高下なし。
心が満足
何を飲もう？と考えて「選ぶ」行為はダイエットのモチベUP。味わいや香り、選ぶ楽しさで心も大満足！
味覚が整うから自然と正しい食事に
するする痩せるー！
よく眠れて
スッキリ目覚めて
しっかり食べて
体が軽い！
瞬飲《いざ》ドリンクダイエット！

手軽ゆえに怖い「飲み物」の落とし穴

松田式瞬飲ドリンクで体が変わる

３５００人ほどのダイエットを成功させてきましたが、つくづく感じるのは「ダイエットはメンタルコントロールが大切」ということ。つい怠けてしまう人の意識をダイエットモードに変えるのに、瞬飲ドリンクはぴったり！　1日に7～8杯は口にするドリンクを替えていくと、どんどん意識も食事も変化して、気づけばストンと痩せているはず。ただし、ドリンクだからといって全てOKというわけではありません！　注意すべきポイントは３つです。

POINT 1

すぐ吸収され、すぐ太る

ゆっくり消化される食べ物と違い、飲み物はすぐ腸に到達して吸収されやすいもの。糖質の多いものを飲むと、すぐに血糖値が爆上がりしてしまいます。果糖入りのジュースはもちろん、一見体に良さそうな野菜ジュースなども要注意。スムージーでダイエットに挑戦する方も多いのですが、起きてすぐ、空っぽの胃にフルーツたっぷりの飲み物を摂るなどはおすすめできません。吸収のいい飲み物こそ、カロリーや糖質、飲むタイミングにこだわるべき。

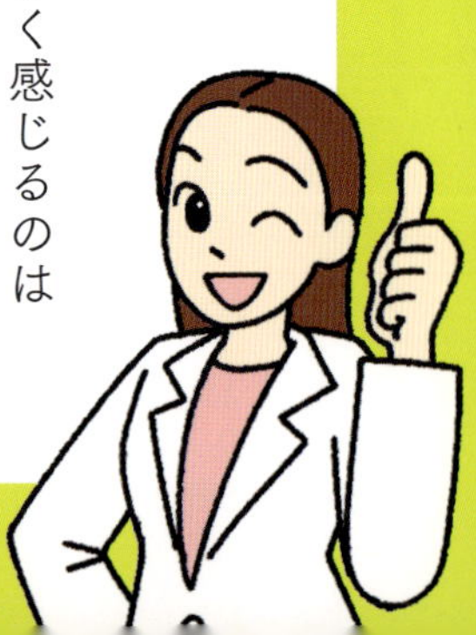

POINT 2

デブ舌になりやすい

世の中にはダイエットドリンクが溢れています。一見体に良さそうだけれど、その成分を見ると人工甘味料が使われているものが多いことに気づくはず。カロリーも糖質もわずかしか含んでいないけれど、甘みがあって美味しい……これはダイエットに良さそうだけれど、実は味覚を鈍くするリスク大！　最近では人工甘味料が腸内環境を悪化させることも判明しているので、飲み物のチョイスはダイエットにも健康にも大事だと心して。

POINT 3

ハイカロリーのリスク大

ダイエットには質の高いたんぱく質摂取が欠かせませんが、それをダイエット飲料で補おうとするとハイカロリーになるリスクが。確かに乳製品飲料やプロテインドリンクはたんぱく質を多く含んでいますが、カロリーもかなり高い傾向にあります。実際に、生徒さんの中には食事をせっせとプロテインドリンクに置き換えて、逆に太ってしまったという方がいらしたほど。飲み物での栄養補給は、よく吟味してヘルシーなものを選ぶのが鉄則です。

ダイエットにひそむ7つの魔の時間

ダイエットを決意しても、ちょっと気がゆるんでしまう瞬間は誰にでもあるもの。うっかり食べや睡眠不足など、太りやすいクセが出てしまう〝ダイエットの悪魔タイム〟は1日に7回も！　3500人の指導から見えてきた、魔の時間を徹底解説します。

1 朝起きてすぐの空きっ腹タイム

「お腹すいた〜」と慌ただしくご飯を食べていませんか？　忙しいからと野菜ジュースで済ませたりしていませんか？　空腹にそれでは、血糖値が爆上がり！　瞬飲ドリンクでお腹と気持ちを落ち着かせましょう。

2 一山越えた午前中の一息タイム

家事をひととおり片付けてほっと一息。オフィスで仕事をさばいて、集中力が落ちてきた……。ランチまでまだ時間がある11時頃は、うっかりおやつに走る危険タイム！

3 口さみしい小腹がすく夕方タイム

午後の仕事や家事を頑張って、ふと緊張の糸が途切れてくる夕方。小腹がすいたと甘いものを飲んだり食べたりしがちなので要注意。飲み物で気持ちを落ち着かせて。

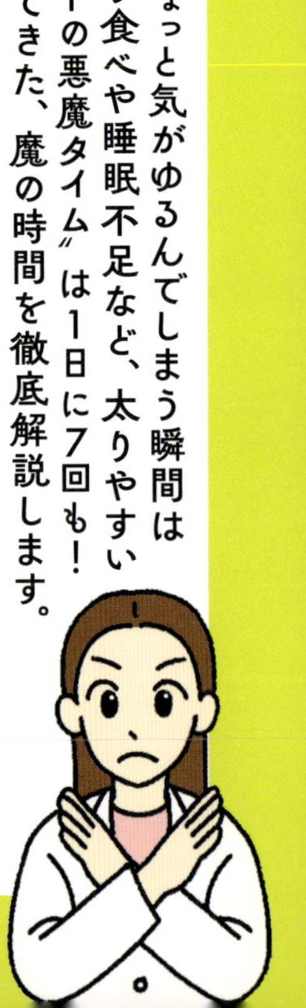

4

頑張った！ ねぎらい晩御飯タイム

今日も一日頑張った…！とリラックスする晩御飯。美味しく召し上がるのはいいのですが、食べすぎ・飲みすぎになることが。食欲が爆発しないためにもドリンクが大切です。

5

栄養を消費するほろ酔いタイム

松田式ダイエットはアルコール禁止ではありません。ですが、お酒を代謝する時にビタミンBなど大切な栄養素が消費されますので、瞬飲ドリンクで必要な栄養を補いましょう。

6

睡眠の質を決める休息タイム

夜は日中のダメージから体を回復させる大切な時間。寝る前に瞬飲ドリンクを飲めばお腹からぽかぽか、気持ちもほぐれて爆睡し〝痩せホルモン〟が出る体に。

7

〝しでかした翌朝〟のリセットタイム

人間だもの、時に飲みすぎ食べすぎの日があるのは仕方ない。そんな翌朝は気持ちを切り替えて、体をリセットし栄養も摂れてリベンジできる瞬飲ドリンクがうってつけ！

毎日のドリンク
カロリー＆糖質 徹底比較

毎日何気なく飲んでいるドリンクにも、太りやすいものがたくさん。カロリーや糖質量を知れば、ダイエットドリンクに替えたくなるはず。

※ここではコンビニやスーパー、カフェで購入しやすいもので比較。選ぶものや使われている素材により、容量や成分は変わります。

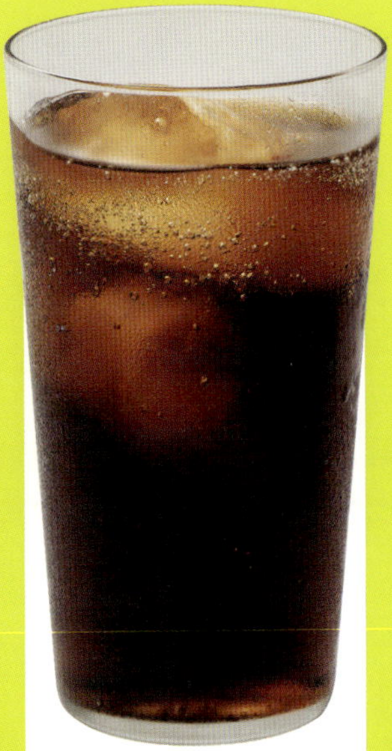

炭酸飲料

（350ml 缶）

161kcal

糖質

42.0g

たっぷりの糖質を含む炭酸飲料。糖質で血糖値が上がるので一時的にテンションが上がる。

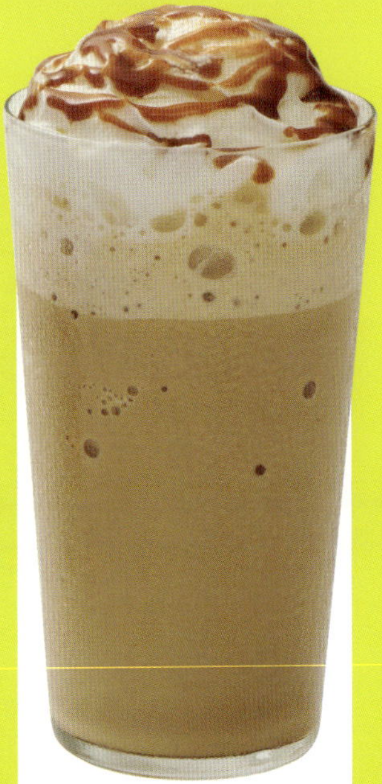

キャラメルフローズンドリンク

（トールサイズ）

301kcal

糖質

44.6g

ヘルシーな定食１回分に匹敵するカロリー！１杯のドリンクといえど油断できないという例。

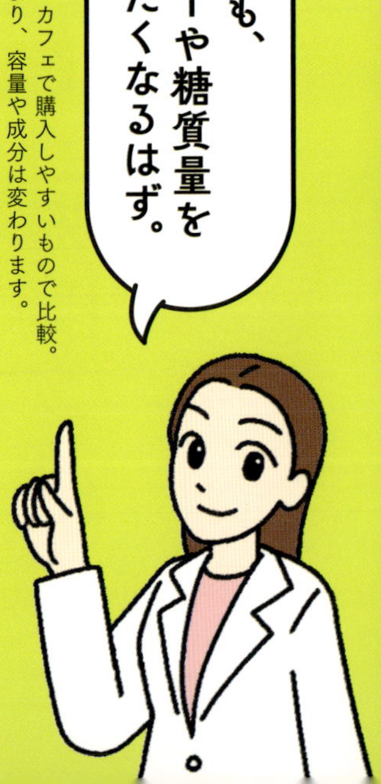

瞬飲ドリンク

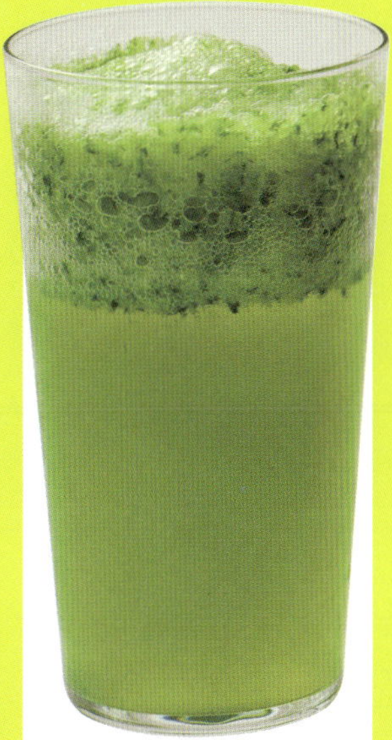

きゅうり レモネード

（150ml）

83kcal

糖質 **17.2g**

脂肪分解作用のあるきゅうりの爽やかドリンク。糖質をおさえて低カロリー、食欲抑制にも効果的！

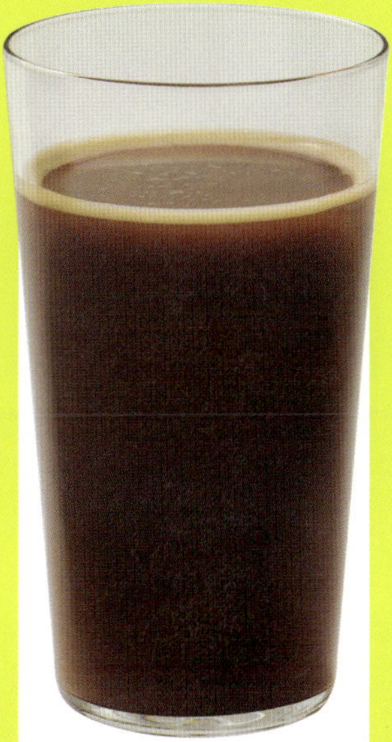

加糖コーヒー

（250ml）

48kcal

糖質 **24.5g**

微糖タイプでも9g程度とかなりの糖質を含むコーヒー。ダイエット中は避けたほうが良さそう。

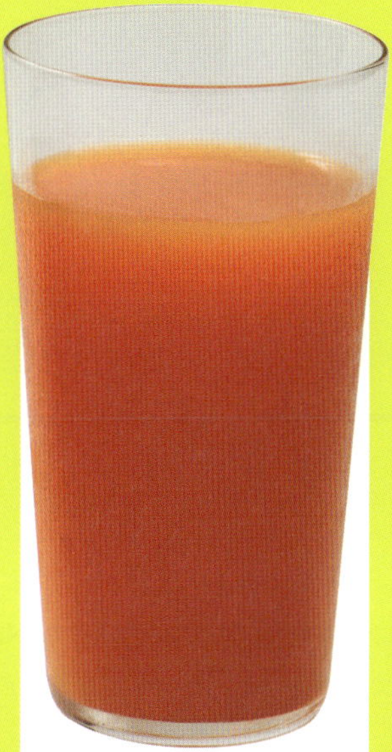

野菜ジュース

（200ml）

96kcal

糖質 **17.4g**

ヘルシーに見えるけれど糖質量は多め。ビタミンCなど栄養素が製造過程で壊れている可能性も。

飲むだけでするり！

瞬飲ドリンク体験談

飲み物を替えることで痩せる瞬飲ダイエット。
実際にトライした方々の嬉しいお声をご紹介！

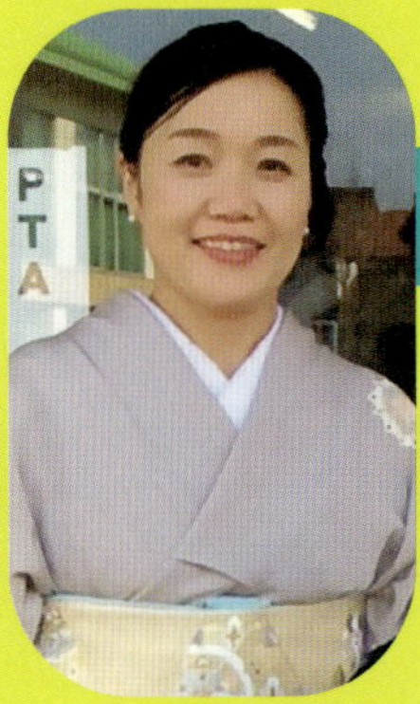

BEFORE

羽鳥ゆかりさん（50歳）

3か月で－9kg

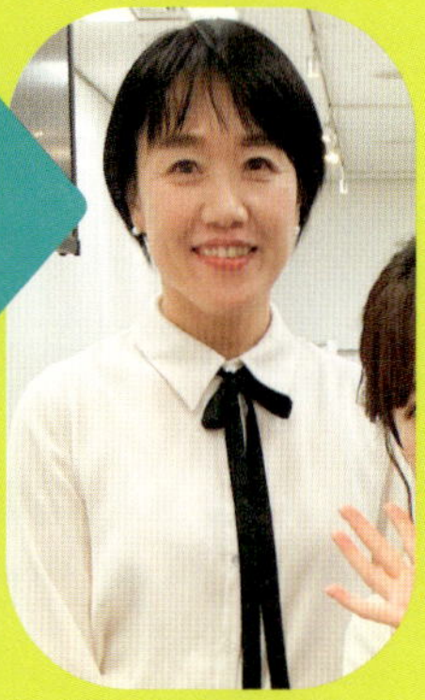

AFTER

体重	64kg ⇨ 55kg
ウエスト	－10cm
体脂肪率	－6.2％
洋服サイズ	XL ⇨ M

▶同窓会は、タイトスカートにウエストイン、さらに高いヒールで出席。「お肌もきれいで素敵！」と褒められてすごく嬉しかったです♡

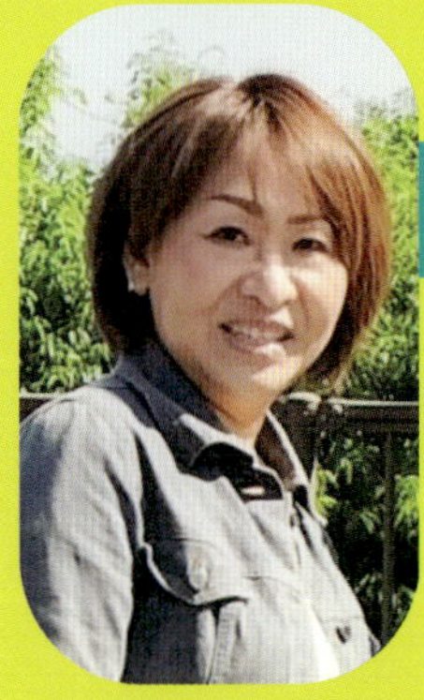

BEFORE

坂東ミチさん（57歳）

3か月で－8kg

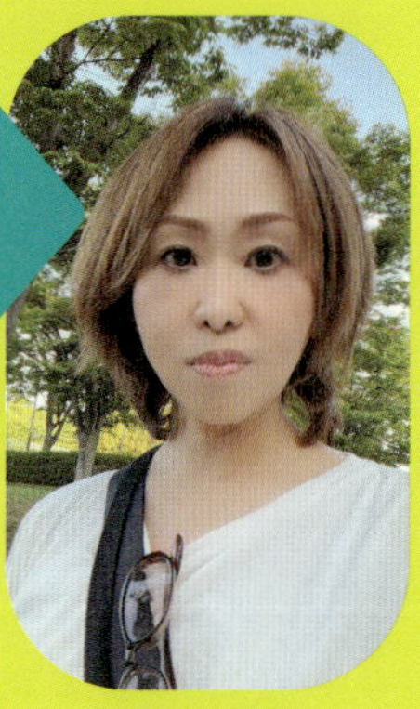

AFTER

体重	54kg ⇨ 46kg
体脂肪率	31.5％ ⇨ 18.9％
洋服サイズ	13号 ⇨ 10号

▶「痩せたね」「若くなった」「肌もきれい」「髪の毛の量も質も良い」など、嬉しい言葉をたくさん聞くことができました！

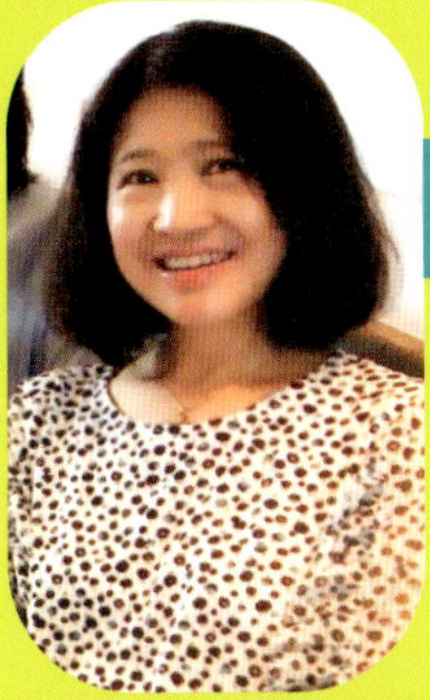

BEFORE

中村美保子さん（61歳）

3か月で−5.5kg

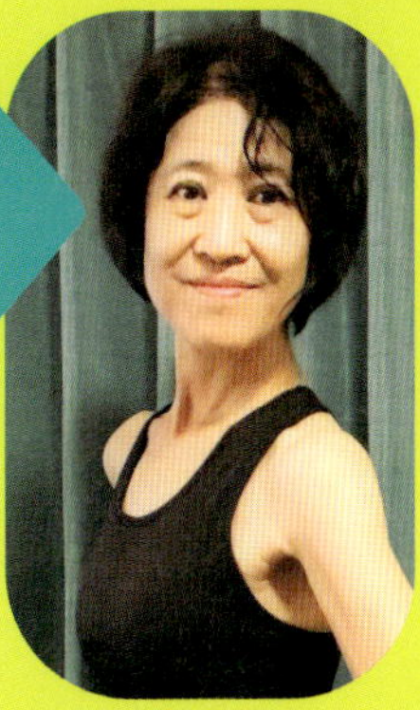

AFTER

体重 48kg ⇨ 42.5kg
体脂肪率 23.6% ⇨ 18.6%
洋服サイズ 11号 ⇨ 7号

▶とにかくスプーン1杯だけ、レモン果汁やりんご酢を水にまぜるだけで痩せるドリンクができるなんて！ 簡単すぎなのにするりと痩せて嬉しいです♪

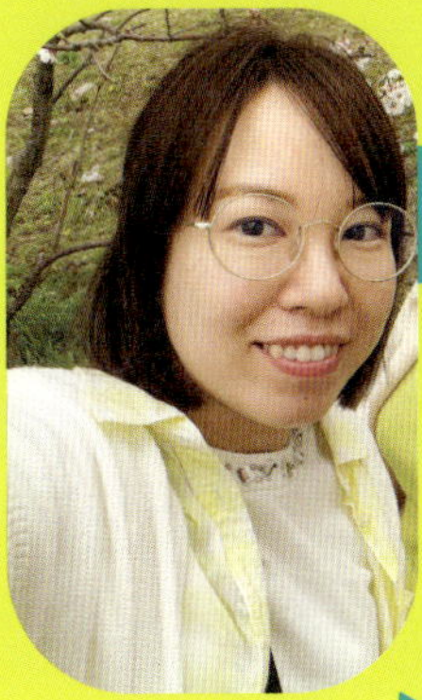

BEFORE

藤田法子さん（37歳）

3か月で−5kg

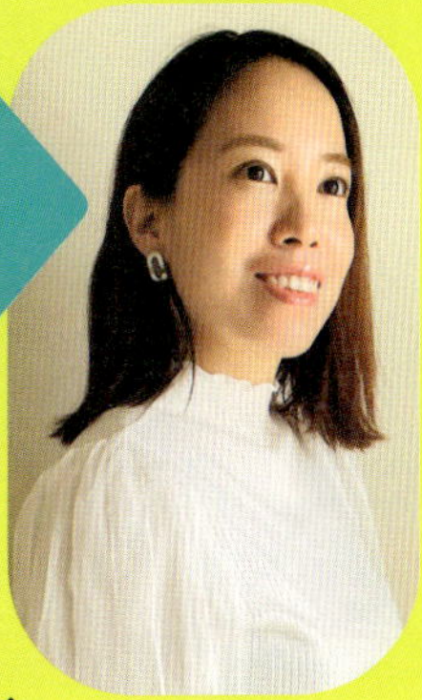

AFTER

体重 51.5kg ⇨ 46.5kg
体脂肪率 25% ⇨ 21.6%

▶デスクワークだから、体を動かすのは家事くらい。だけど、ドリンクのおかげで、脂肪燃焼効果があるから、運動を一切せずに体脂肪が減りました。ドリンクすごい！

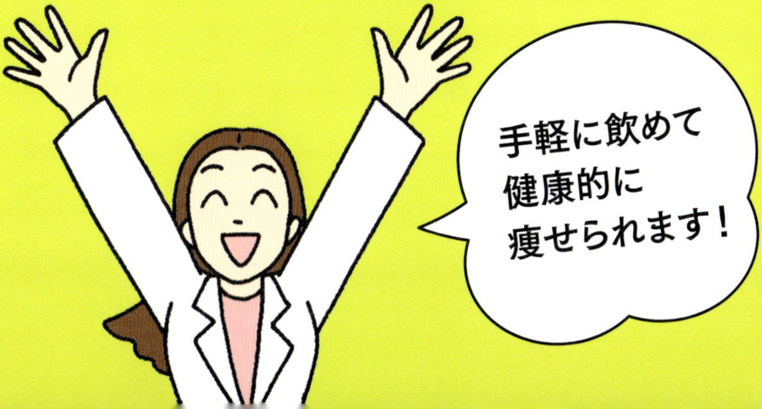

COLUMN 1

熱中症予防なら、夏は冷たいもの？

年々過酷になる、日本の夏の暑さ。熱中症のリスクもあるのできちんと水分を摂る必要がありますし、冷たいものを飲むと束の間暑さを忘れられますよね。

でも、**ダイエットを意識するなら、キンキンに冷えたドリンクよりも温かいもの、もしくは常温のものがおすすめ。**脂肪を燃やして痩せたいのに、冷たい飲み物で体を冷やしてしまうのは逆効果ですよね。しかも、冷たいものは喉越しが爽快だからとついゴクゴクと飲んでしまうので、水分の摂りすぎになってしまうことも。体がむくみ、余分な水分を抱えてさらに体が冷えて……という悪循環に陥ってしまいます。それよりは、**常温のものをこまめに飲み、しっかり吸収して巡りのいい体を保つほうがダイエットの近道になります。**

東洋医学のドクター曰く、現代人の体は夏でもひどく冷えているとか。エアコン完備、冷蔵庫には冷たい飲み物がぎっしり。熱中症が怖いからとあまり外に出ず、運動もろくにしない……というのは現代人の過ごし方としては普通ですが、全身が冷え、内臓の働きも低下してしまうそうです。

飲み物すべてとは言いませんが、夏もときどき常温の水を飲む、白湯を飲むといった**“プチ温活”**がおすすめ。キンキンに冷えたものは外から帰った直後だけとか、スポーツで汗をかいた時だけ、なんてマイルールを決めるのもいいですね。冷たいドリンクは嗜好品、常温ドリンクは必需品と考えて、上手な飲み分けを考えてみてください。

PART 2

時間別「瞬飲ドリンク」レシピ

※食材の選び方はPart3で紹介しています。
異なる食材を使った場合はカロリーや栄養成分が変わります。
※レシピは明記あるものを除き1人分です。

時間別おすすめダイエットドリンク

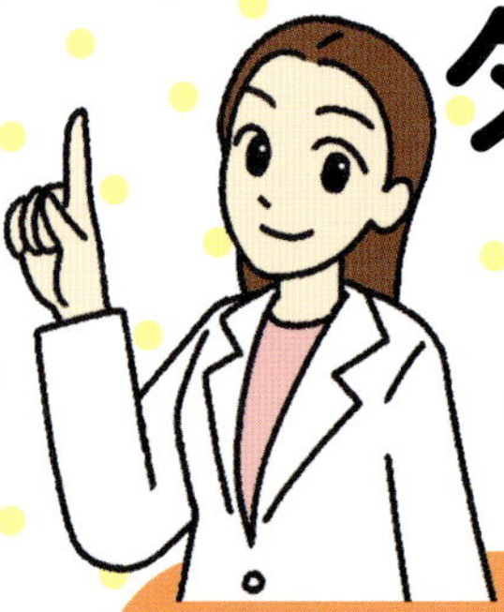

ちょっと気がゆるむ時間別におすすめのダイエットドリンクをご紹介。それぞれの時間で1つか2つ、お気に入りができればしめたもの。美味しく飲んでいるうちにするすると痩せ体質になるドリンクばかり！

朝起きてすぐ ➡ P28

1

起き抜けの胃は空っぽで吸収率抜群だから、糖質控えめで気持ちよく目覚められる香りや味わいをプラス。面倒な日は白湯でもOK。

午前中のおやつ前 ➡ P36

2

お腹ぺこぺこでおやつを手にすると、つい食べすぎに。ドリンクでひと呼吸おいてお腹と気持ちを軽く満たすとダイエット効果加速！

小腹が空いた時 ➡ P50

3

ダイエットを決意していても、ふと訪れる「小腹が空いた」欲求。栄養を補給できる瞬飲ドリンクは、そんなムダ欲を抑えます。

会食前、会食中 → P60

4

つい気が大きくなりがちな、食事会やお酒の席。ドリンクでちょこっと栄養補給すると脳の暴走が防げて適量で落ち着くはず。

晩酌中 → P65

5

松田式ダイエットはお酒NGではないけれど、飲むなら糖質低め、栄養も摂れるもので美味しく&ヘルシー&罪悪感フリーに！

寝る前 → P76

6

寝る前に飲むべきはホットミルクではなく瞬飲ドリンク。痩せホルモンが分泌される深い眠りへといざない、痩せやすい体に。

しでかした翌朝 → P83

7

前の日の飲みすぎ・食べすぎを解消するドリンク。反省しつつ口にして、体も栄養素もリセットしましょう。

梅白湯

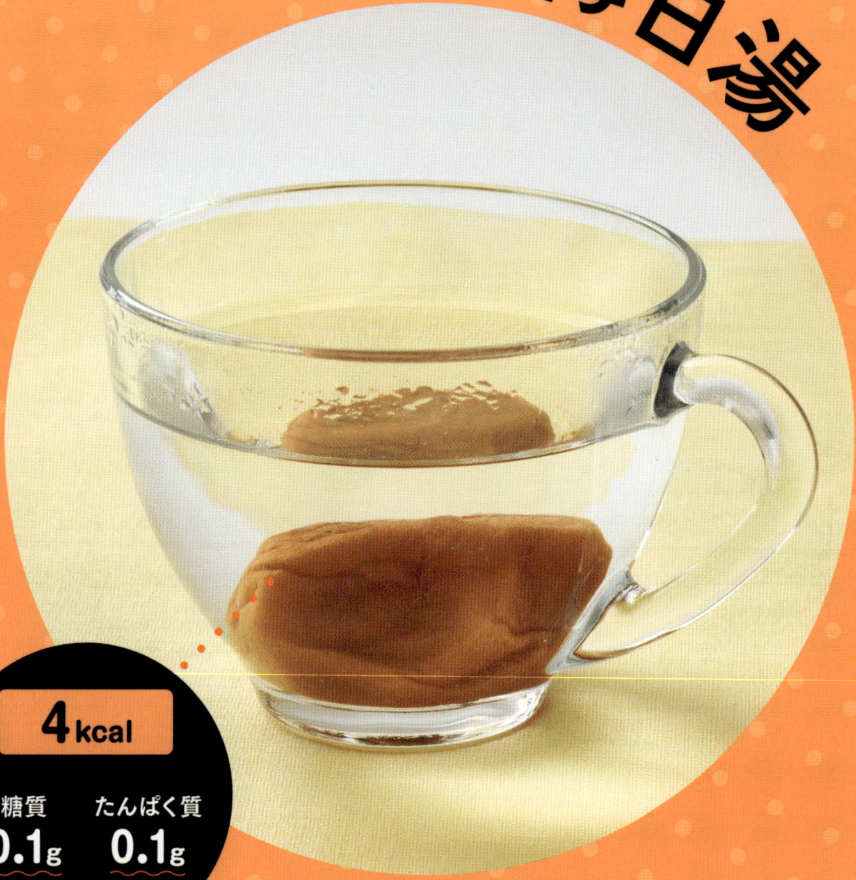

4kcal

糖質 0.1g　たんぱく質 0.1g

糖質の吸収を抑える成分が含まれる梅干しはダイエットに最適。消化サポートにも役立つので、胃腸の“おめざ”にもぴったり。

材料

- 梅干し…1個
- 白湯…150ml

作り方

カップに梅干しを入れ、白湯を注ぐ。

MEMO

梅干しはクエン酸、りんご酸、カテキン酸など多くの有機酸を含む優秀ダイエット食材。いきなり食べると酸が空っぽの胃に刺激となる可能性があり、ドリンクの形がベスト。

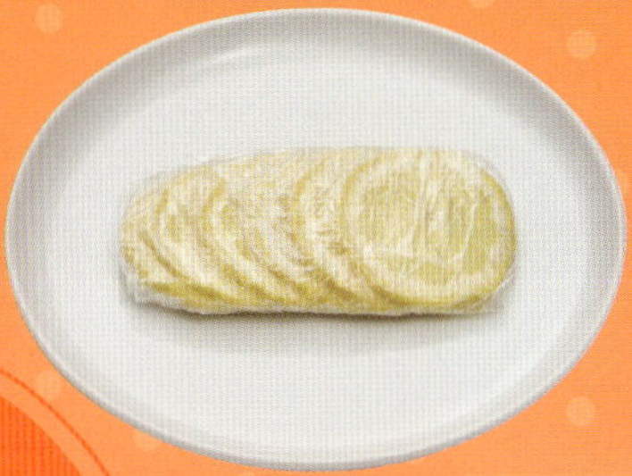

MEMO

カットしたレモンはラップに包んで冷凍しておくとサッと使えて便利。味はもちろん見た目の華やかさもダイエットには大切！

レモン白湯

爽やかな香りと酸味でスッキリした目覚めを助けるレモン。クエン酸やポリフェノールが血糖値上昇を抑え、便秘も防ぐなど優秀！

材料

- 白湯…150ml
- レモン果汁…小さじ1
- レモンスライス…1枚

作り方

カップに、白湯を注ぎレモン果汁とレモンスライスを入れる。

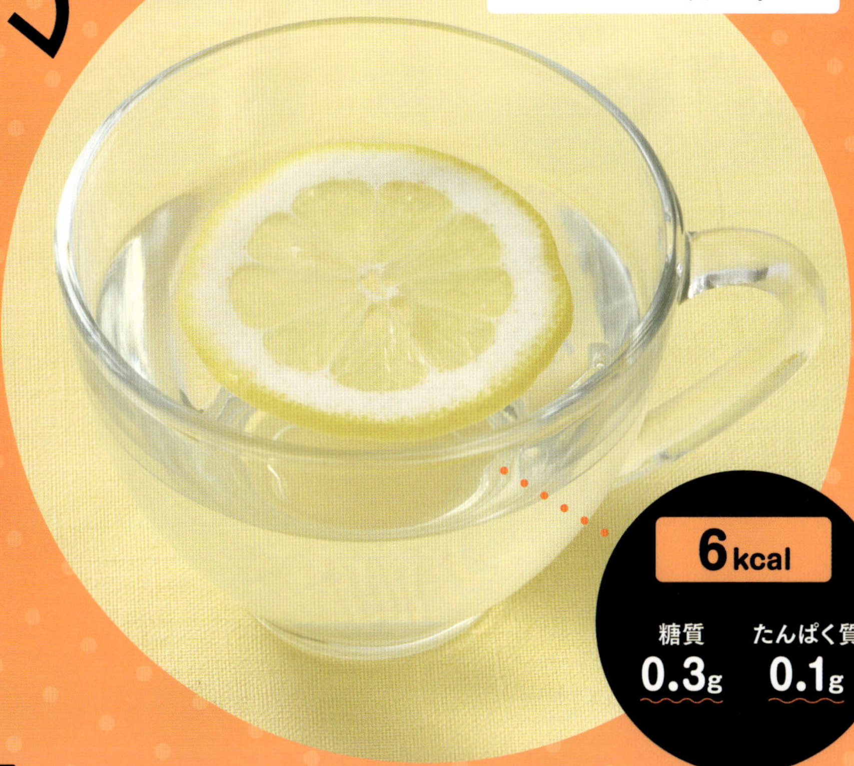

6kcal

糖質 0.3g　たんぱく質 0.1g

ソイグリーンティー

朝、食欲がない人におすすめなのが豆乳でのたんぱく質チャージ。抹茶を加えればトクホでおなじみの脂肪吸収抑制効果もありお得！

材料

- 抹茶…小さじ1
- お湯…大さじ1
- 無調整豆乳…150ml

（お好みでアガベシロップ大さじ1）

作り方

グラスに抹茶を入れて、お湯を加えてマドラーなどで溶かす。豆乳を注ぎ入れる。お好みでアガベシロップを加える。

MEMO

抹茶は砂糖が入っていないものをチョイス。空腹時にカテキンを摂ると胃に負担を感じる人もまれにいるので様子を見ながら飲むと◎。

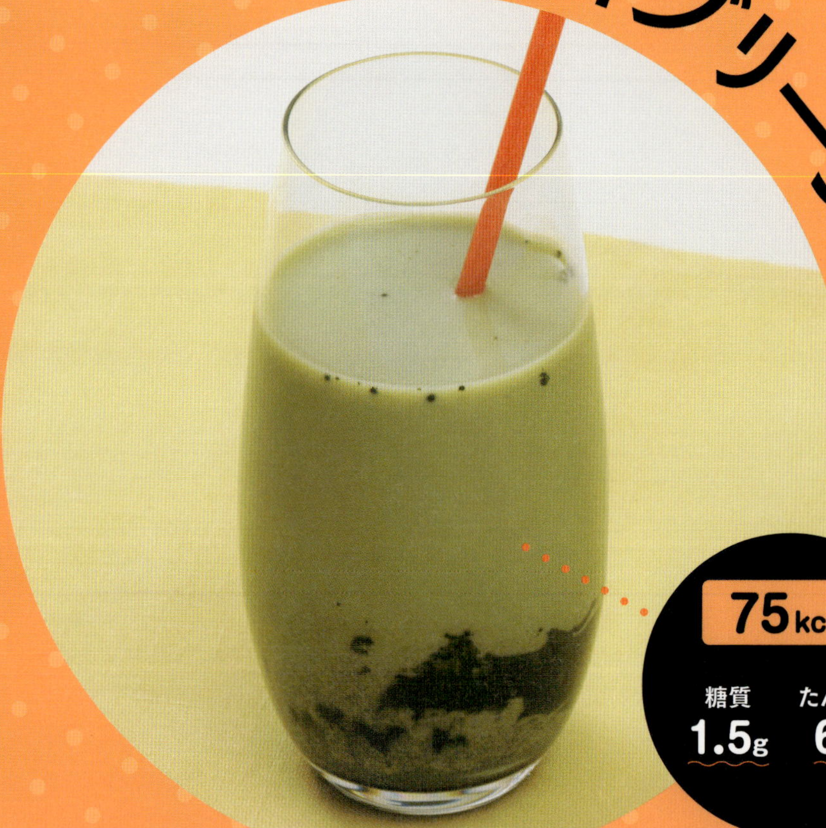

75kcal

糖質 1.5g　たんぱく質 6.1g

ガスパチョ風トマトスープ

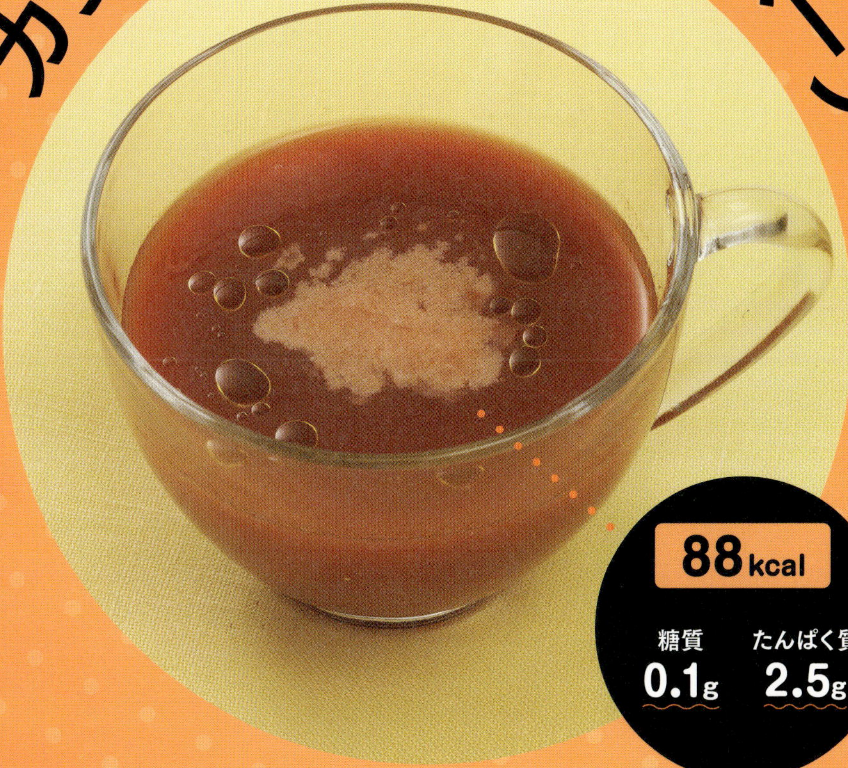

88kcal

糖質 **0.1g**　たんぱく質 **2.5g**

トマトのリコピンは抗酸化作用が高く、血の巡りを促すスッキリ効果が。たんぱく質の代謝に関わるビタミンB_6も摂れて効率的！

材料

- トマトジュース…150ml
- 顆粒コンソメ…小さじ1/4
- オリーブオイル…小さじ1
- ガーリックパウダー…少々
- パルメザンチーズ…小さじ1/2

作り方

カップにトマトジュースを注ぎ顆粒コンソメを加え、電子レンジで1分半温める。仕上げにオリーブオイル・ガーリックパウダー・パルメザンチーズをかける。

アーモンドミルクココア

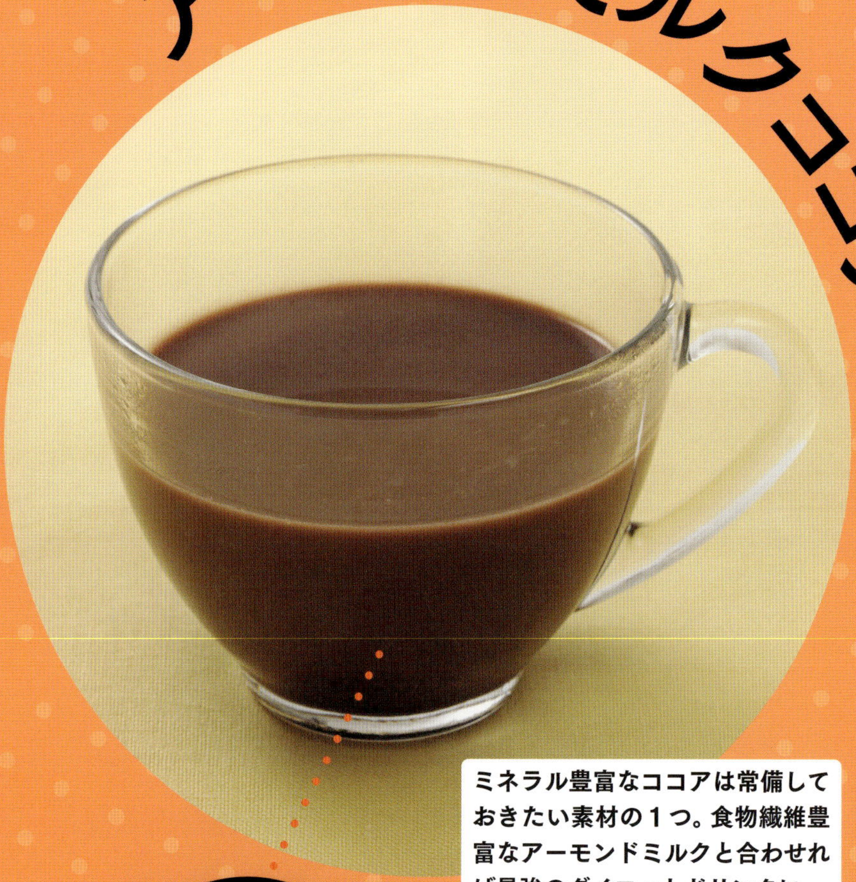

ミネラル豊富なココアは常備しておきたい素材の1つ。食物繊維豊富なアーモンドミルクと合わせれば最強のダイエットドリンクに。

105kcal

糖質 4.0g　たんぱく質 4.1g

材料

- ココア…小さじ2
- お湯…大さじ2
- オリゴ糖…小さじ1
- アーモンドミルク…120ml

作り方

カップにココアを入れて、お湯、オリゴ糖を加えよくまぜる。アーモンドミルクを加えて、電子レンジで1分ほど温める。

りんご酢のトマトジュース割

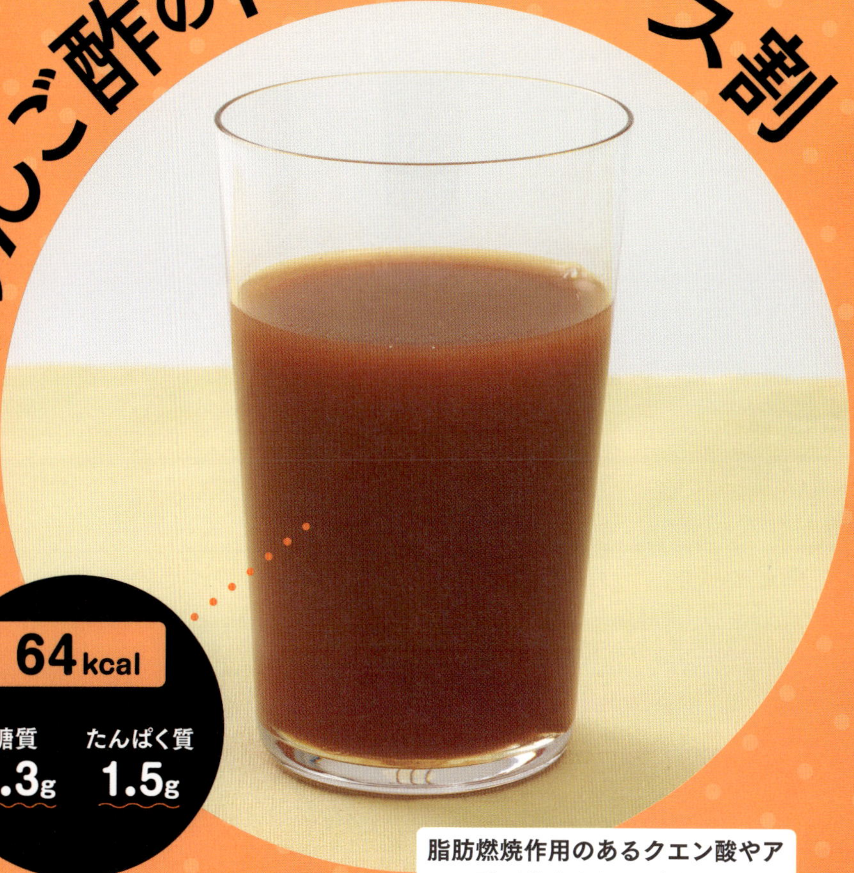

64kcal

糖質 5.3g

たんぱく質 1.5g

脂肪燃焼作用のあるクエン酸やアミノ酸が豊富なりんご酢とリコピン豊富なトマトジュースのドリンクは、痩せ体質を育む最強コンビ！

材料

- りんご酢…大さじ1
- はちみつ…小さじ1
- トマトジュース…200ml

作り方

グラスにりんご酢・はちみつを入れてトマトジュースを注ぎ、よくまぜる。

MEMO

りんご酢は、脂肪燃焼をサポートする抗酸化成分が豊富。疲労回復にも役立つのでダイエッターは持っていて損はない調味料のひとつ。

レモン緑茶

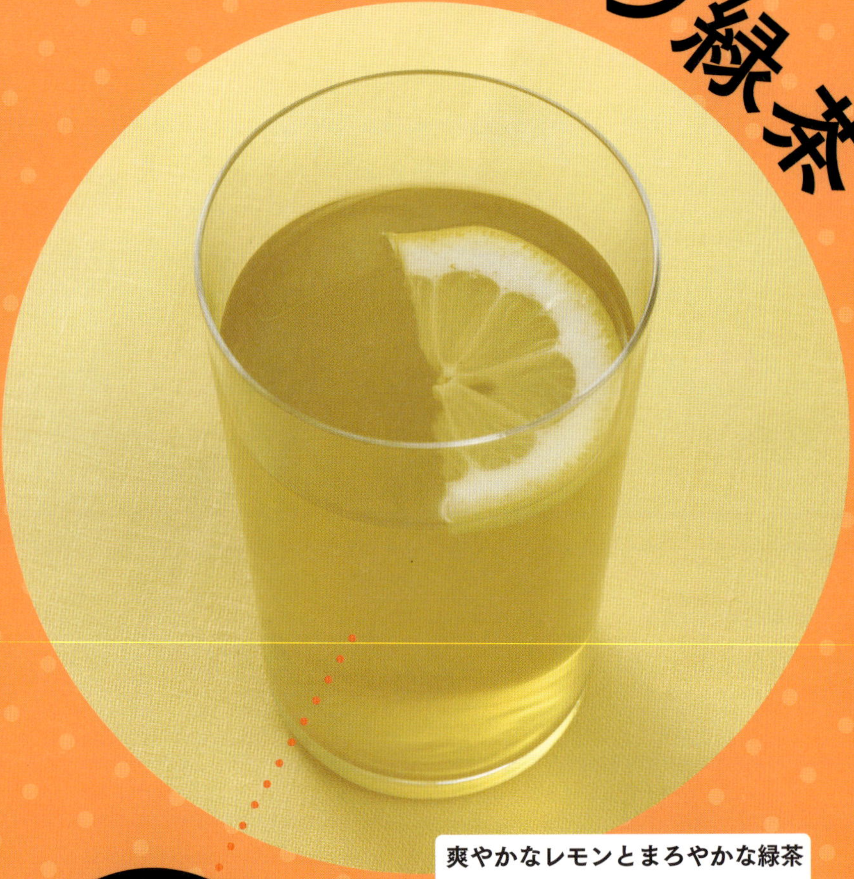

9kcal

糖質 0.3g　たんぱく質 0.5g

爽やかなレモンとまろやかな緑茶が相性抜群。ビタミンCとカテキンという2大抗酸化成分を摂って、脂肪が燃えやすい体に。

材料

- 緑茶…200ml
- レモン果汁…大さじ1
- レモンスライス…1/2枚

作り方

グラスに冷たい緑茶を注ぎ、レモン果汁とレモンスライスを加える。

香り高いシナモンは脂肪の代謝を促すダイエット成分。朝起きてすぐのコーヒーにプラスして、1日頑張るスイッチを入れましょう。

材料

- コーヒー…150ml
- シナモン…少々

作り方

コーヒーカップに温かいコーヒーを注ぎ、仕上げにシナモンをふる。

MEMO

血流を促し、熱を生む助けとなるシナモン。セルフで加えられるカフェもあるので、見かけたらひとふりして。

シナモンコーヒー

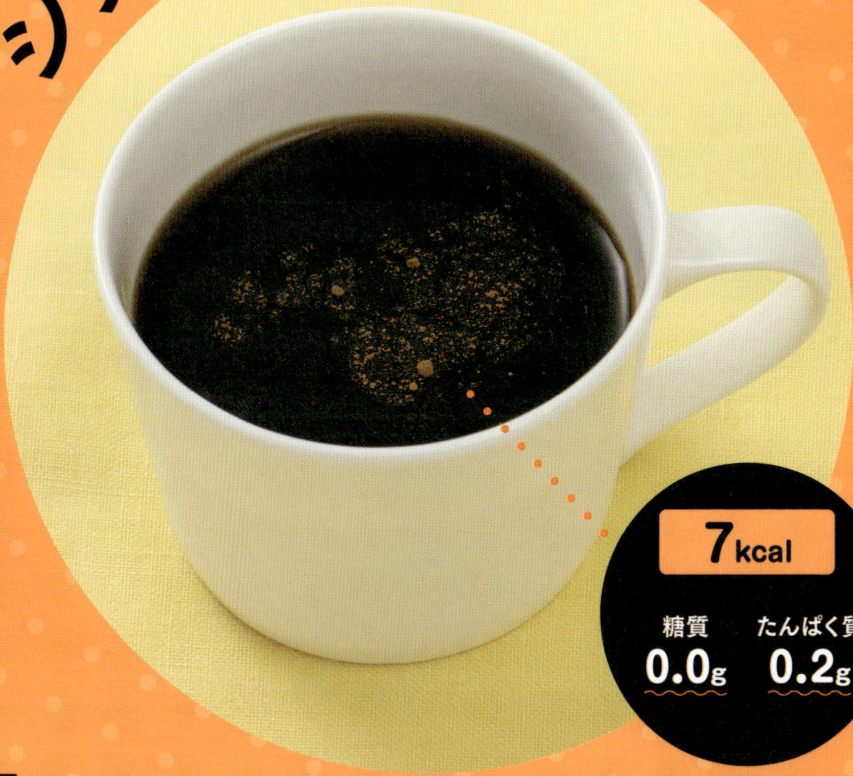

7kcal

糖質 0.0g

たんぱく質 0.2g

りんご酢ソーダ割

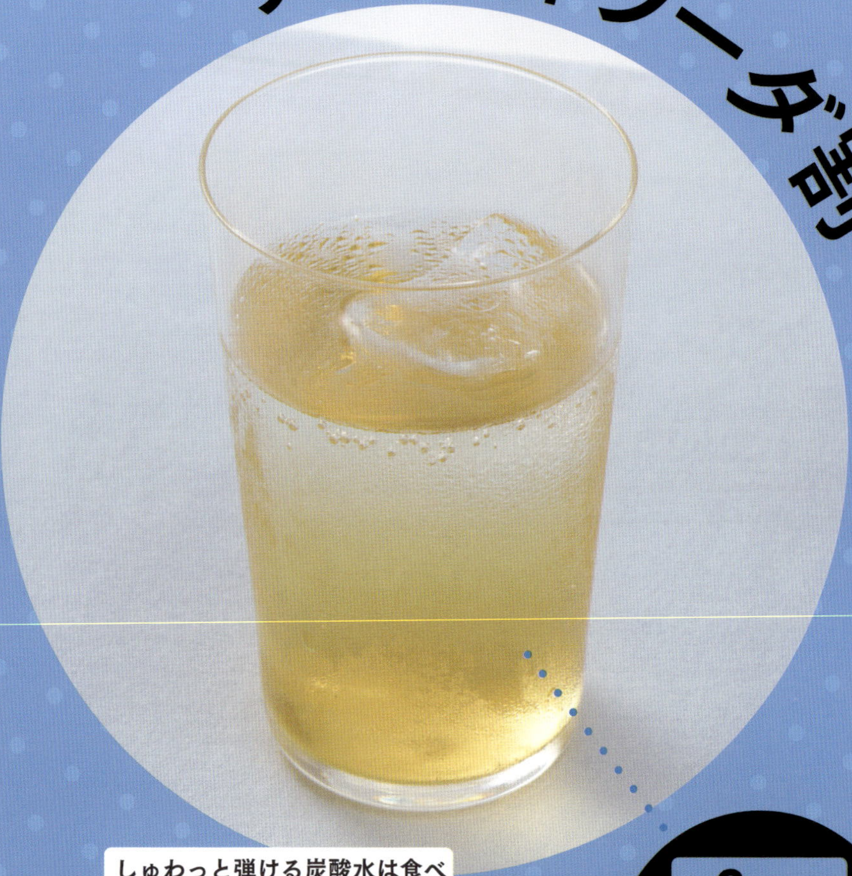

しゅわっと弾ける炭酸水は食べすぎを防ぐのにぴったり。さっぱりとしたりんご酢を加えると糖質の吸収も抑えられます。

6kcal

糖質 0.1g　たんぱく質 0.0g

材料

- りんご酢…大さじ1と1/2
- 炭酸水…180ml

作り方

グラスに炭酸水を注ぎ、りんご酢を加える。

りんごとアボカドのヨーグルトドリンク

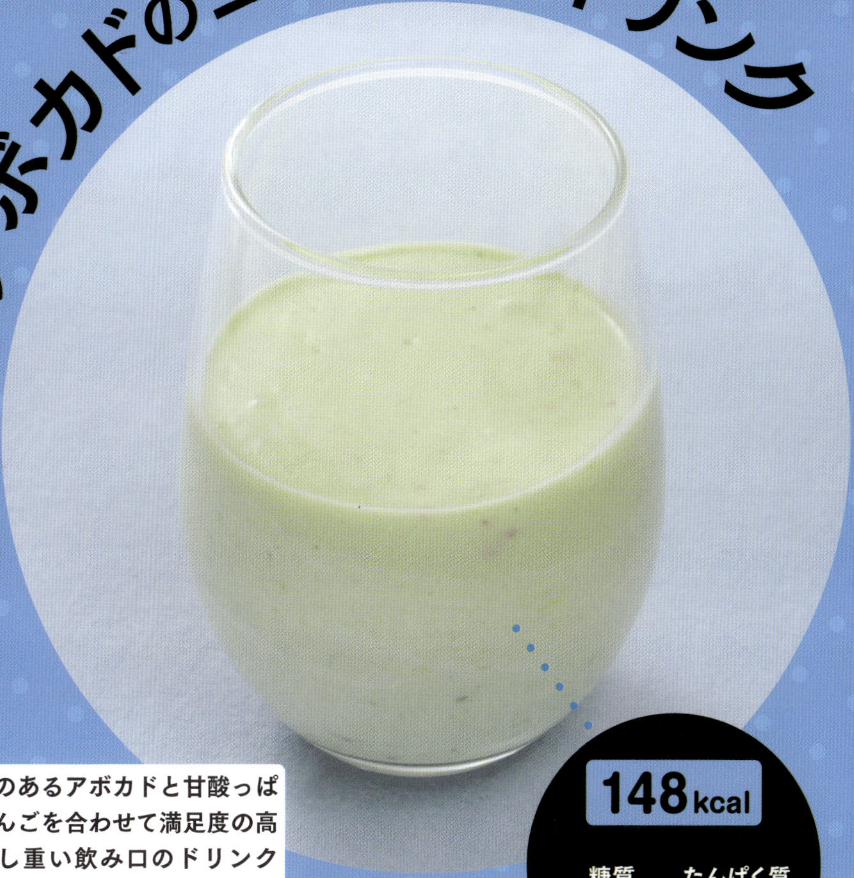

148kcal

糖質 13.0g　たんぱく質 3.8g

コクのあるアボカドと甘酸っぱいりんごを合わせて満足度の高い少し重い飲み口のドリンクに。腸活にも、食べすぎ予防にもなる1杯です。

材料

- りんご…30g
- アボカド…30g
- ヨーグルト…100g
- はちみつ…小さじ1

作り方

りんごとアボカドは2～3㎝角に切り、ヨーグルトとはちみつと合わせてブレンダーでなめらかになるまでまぜ、グラスに注ぐ。

MEMO

“食べる美容液”ともいわれ、不飽和脂肪酸たっぷりのアボカド。カロリーは高めですがダイエット中でも1日1/2個までならぜひ取り入れて。

ブルーベリーヨーグルトドリンク

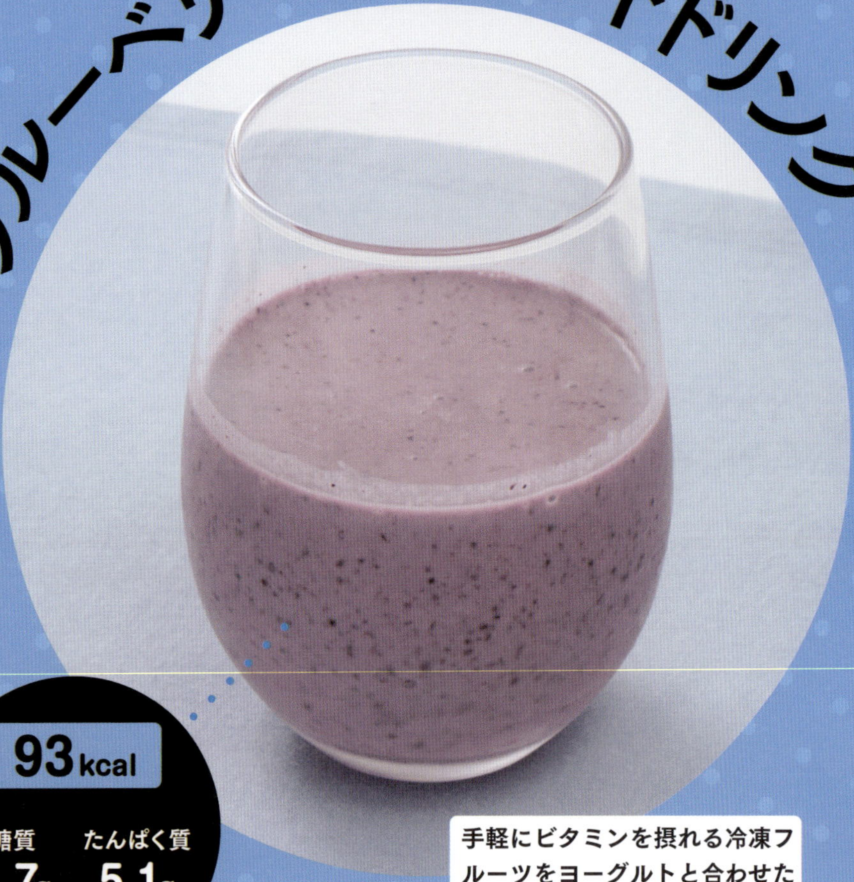

93kcal

糖質 **6.7g**　たんぱく質 **5.1g**

手軽にビタミンを摂れる冷凍フルーツをヨーグルトと合わせた最強の腸活ドリンク。きなこで食物繊維も摂れてスッキリとした体質に。

材料

- 冷凍ブルーベリー…30g
- ヨーグルト…100g
- きなこ…大さじ1

作り方

冷凍ブルーベリー・ヨーグルト・きなこを合わせてブレンダーでなめらかになるまでまぜて、グラスに注ぐ。

MEMO

ブルーベリーはビタミンC・Eやミネラル、アントシアニンなど栄養たっぷりなのにカロリー控えめ。冷凍すると細胞壁が壊れるため、栄養を吸収しやすくなるので◎。

セロリとりんごのヨーグルトドリンク

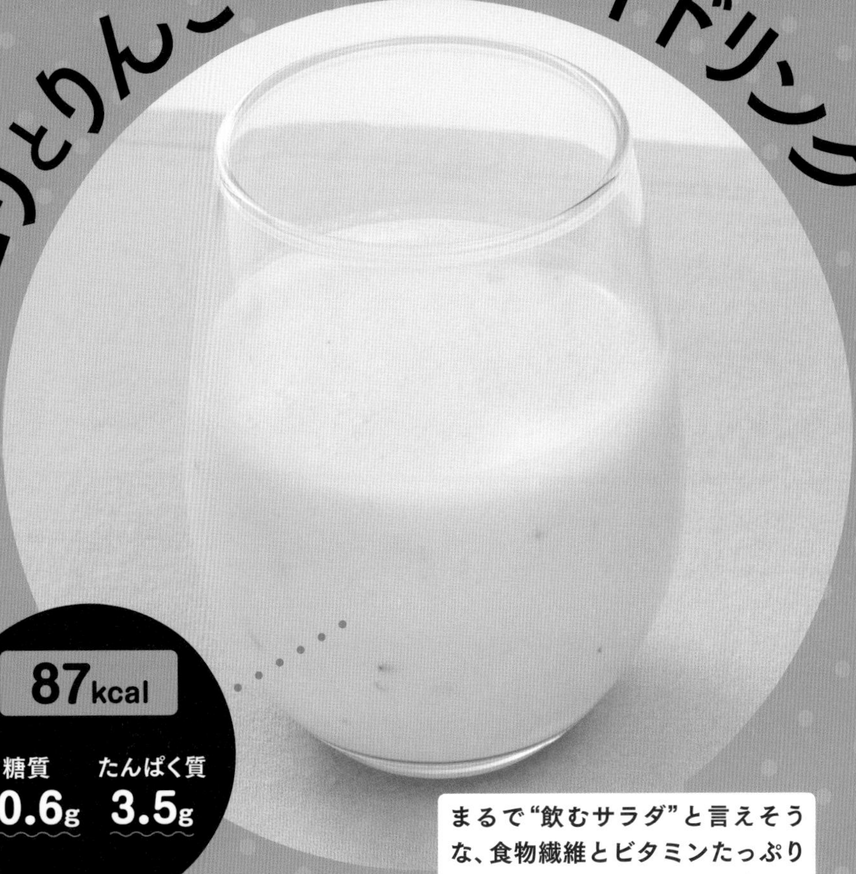

87kcal

糖質 **10.6g**　たんぱく質 **3.5g**

まるで"飲むサラダ"と言えそうな、食物繊維とビタミンたっぷりの1杯。満足度が高いので食べすぎ予防にもなりヘルシー。

材料
- セロリ…1/3本
- りんご…1/4個
- ヨーグルト…100g
- レモン果汁…小さじ1

作り方
セロリは筋を取って2㎝幅の斜め切りにし、りんごは扇状に3㎝幅に切る。ヨーグルト・レモン果汁と合わせて、ブレンダーでなめらかになるまでまぜて、グラスに注ぐ。

MEMO

セロリは余計な水分や塩分の排出を促すカリウム豊富。むくみやすい人がこまめに摂りたい食材の1つなので、斜め切りにしたものを冷凍してストックしておくと◎。

緑茶コーヒー

一見意外な組み合わせだけれど飲みやすく、コーヒーのクロロゲン酸も緑茶のカテキンも脂肪燃焼を促すので痩せ体質に。

材料

- 緑茶…80ml
- コーヒー…80ml

作り方

温かく淹れた緑茶とコーヒーを1：1でカップに注ぐ。

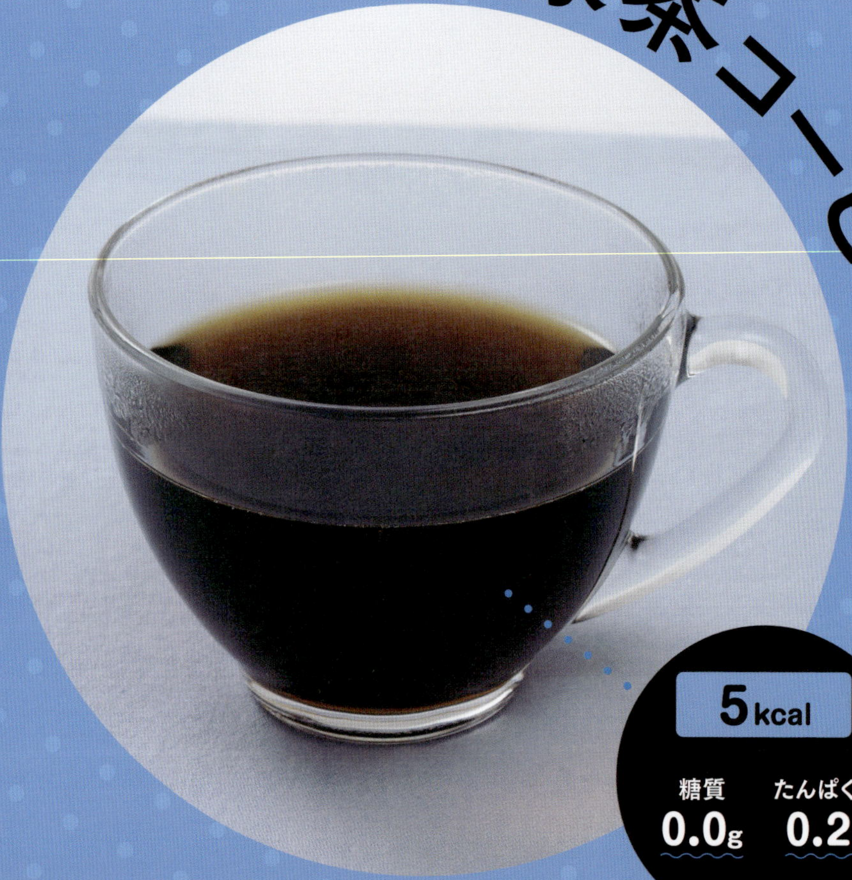

5kcal

糖質 **0.0g**　たんぱく質 **0.2g**

きゅうりレモネード

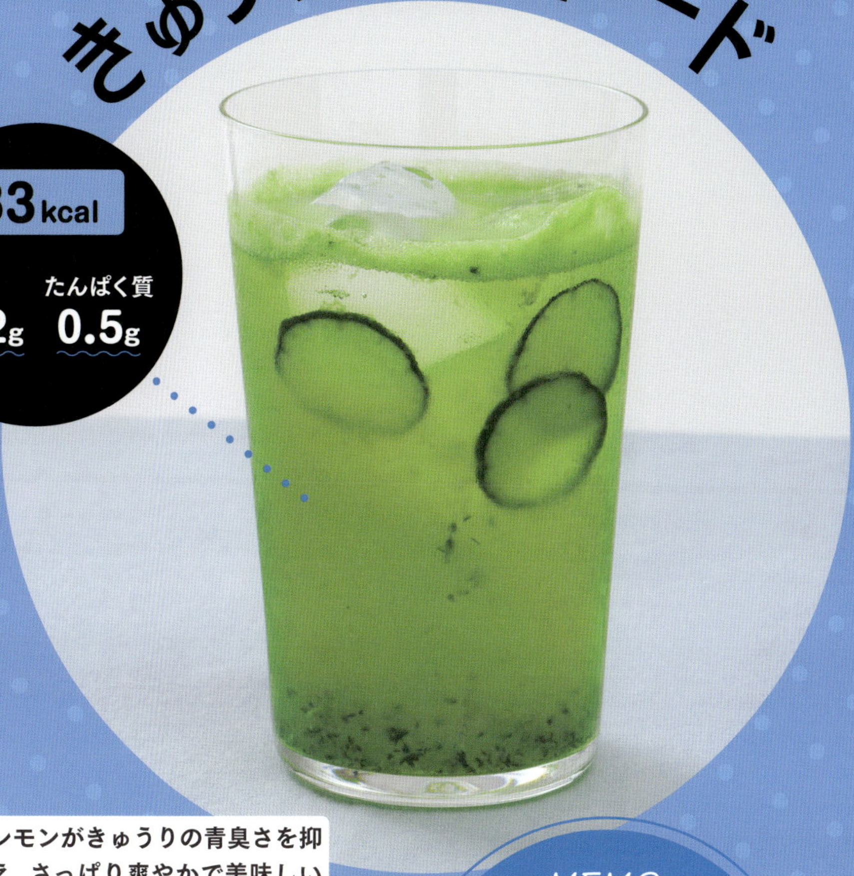

83kcal

糖質 **17.2g**　たんぱく質 **0.5g**

レモンがきゅうりの青臭さを抑え、さっぱり爽やかで美味しいドリンクに。むくみや疲れをとるのに最適な組み合わせ。

材料

- きゅうり…1/2本
- レモン果汁…大さじ2
- はちみつ…大さじ1
- 炭酸水…150ml

作り方

きゅうり1/2本は、2cm分を薄切りにし、残りはすりおろしてグラスに入れて、レモン果汁・はちみつを加えて炭酸水を注ぐ。

MEMO

カリウムたっぷりのきゅうりは余計な水分の排出に役立つので毎日摂りたいダイエット食材。サラダだとドレッシングで脂質も加わるけれど、ドリンクなら低カロリー。見た目も味も爽やかで夏バテ予防にも◎。

わかめとまいたけ汁

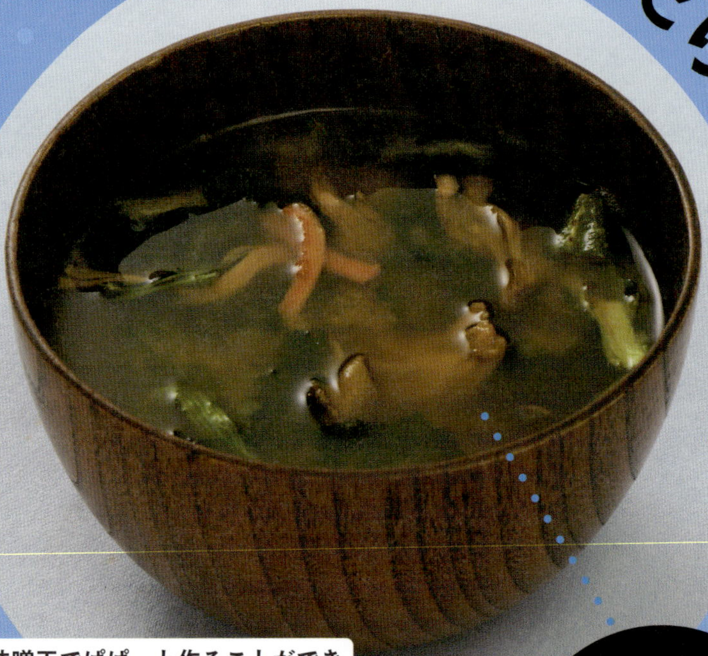

味噌玉でぱぱっと作ることができる簡単味噌汁は、忙しい時の助っ人ドリンク！　乾物を入れれば、30秒でできる栄養たっぷりの１杯に。

32kcal

糖質 1.9g　たんぱく質 1.9g

材料

- 味噌玉…1個
- 乾燥わかめ…ひとつまみ
- 乾燥まいたけ…ひとつまみ
- ドライ野菜ミックス…ひとつまみ
- お湯…150ml

作り方

お椀に、味噌玉・乾燥わかめ・乾燥まいたけ・ドライ野菜ミックスを入れて熱湯を注ぎ、味噌玉を溶きながらまぜる。

（※味噌玉の作り方はp95参照）

ヨーグルトの酸味と炭酸のしゅわしゅわ感で満腹中枢を刺激。お腹や気持ちをさっぱり整えてくれ、消化もサポートするドリンク。

材料

- ヨーグルト…100g
- レモン果汁…大さじ1/2
- 炭酸水…100ml

作り方

グラスに、ヨーグルト・レモン果汁を入れて炭酸水を注ぐ。

MEMO

飲むヨーグルトを使う場合は必ず無糖タイプを。どうしても甘みが欲しい場合は天然甘味料のエリスリトールがおすすめ。

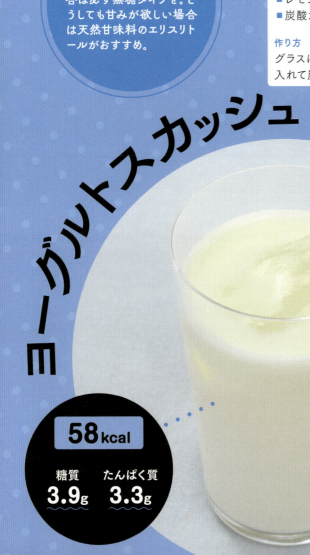

ヨーグルトスカッシュ

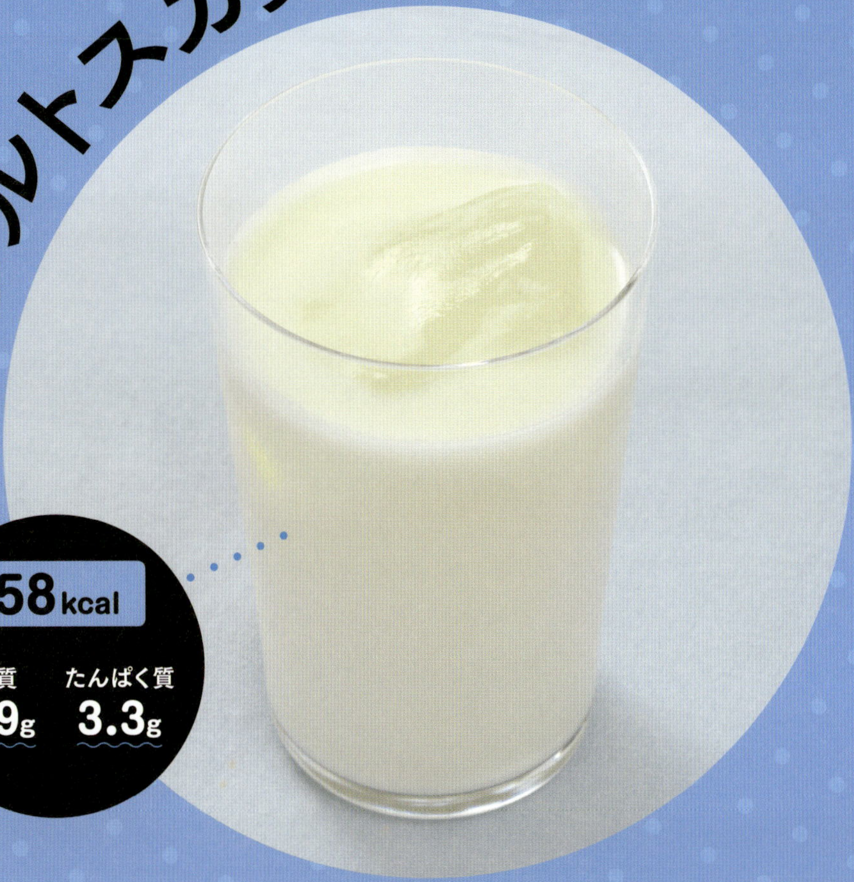

58kcal

糖質 3.9g

たんぱく質 3.3g

豆乳トマトジュース

イソフラボンを多く含み、女性の味方である豆乳。トマトと合わせることでスープのような満足感が出て栄養価もぐんとUP。

材料

- 無調整豆乳…100ml
- トマトジュース…100ml

作り方

グラスに豆乳とトマトジュースを1：1で注ぎ入れる。

MEMO

豆乳にはサポニンやレシチンなど、脂肪の蓄積を防ぐ成分が豊富。食物繊維や腸内細菌のエサとなるオリゴ糖も含まれる快腸食材。

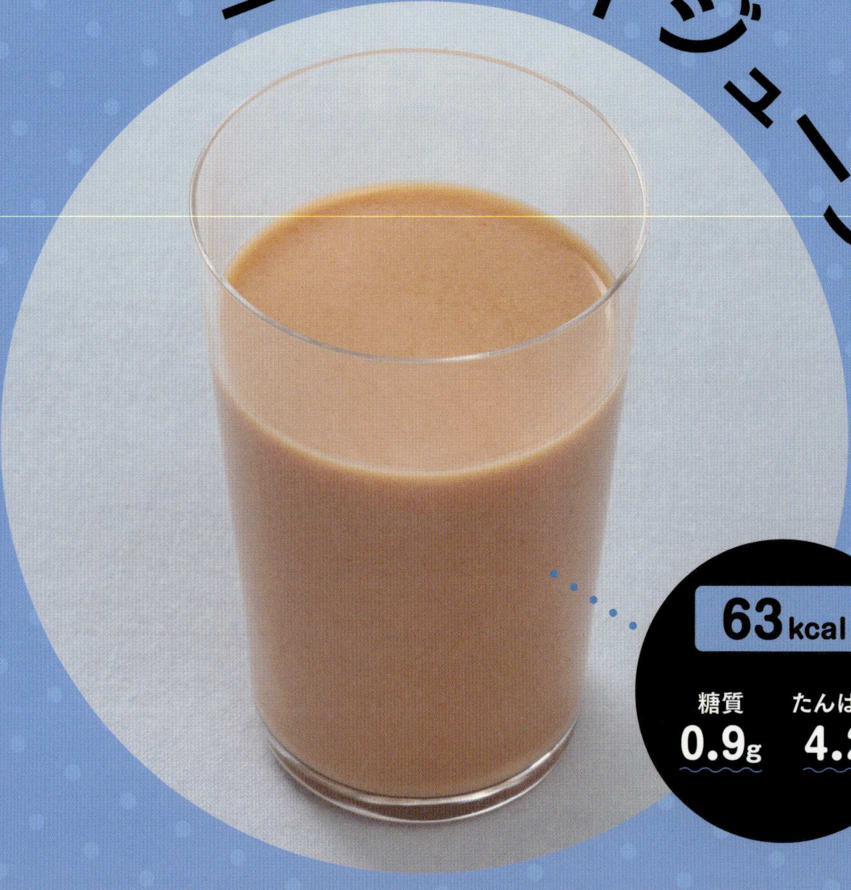

63kcal

糖質 **0.9g**

たんぱく質 **4.2g**

ホットココアヨーグルト

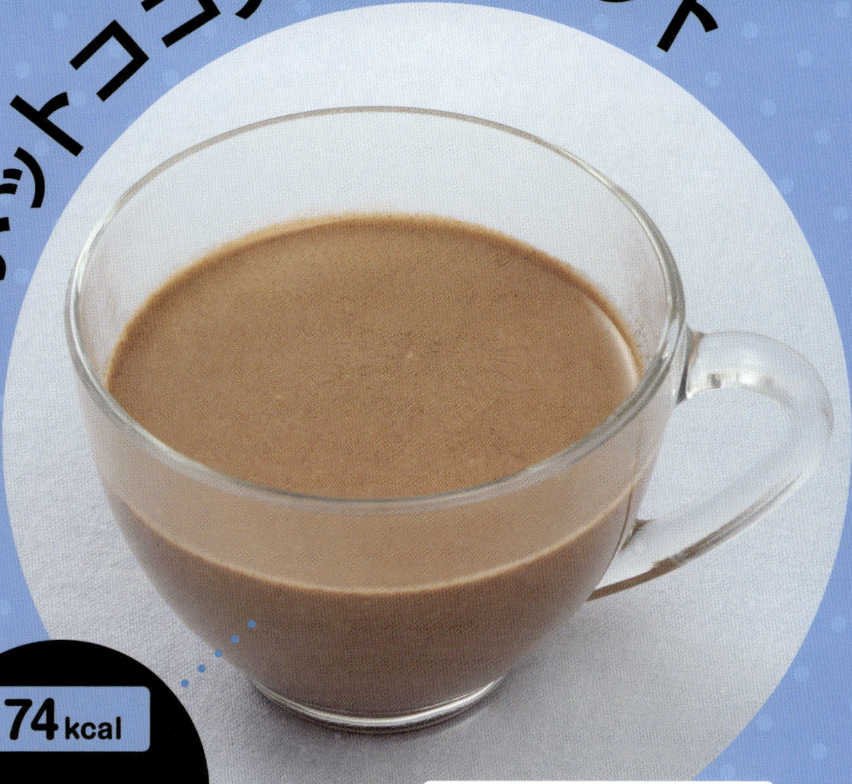

74kcal

糖質	たんぱく質
7.2g	3.9g

酸味のあるヨーグルトにココアのコクが加わり、お腹が満足するドリンクに早変わり。代謝UPも狙える栄養価の高い1杯。

材料

- ココア…小さじ2
- エリスリトール…小さじ1
- 熱湯…大さじ2
- ヨーグルト…100g

作り方

カップにココア・エリスリトールを入れて、熱湯を加えよくまぜる。ヨーグルトを加えまぜ、電子レンジで1分加熱する。

MEMO

甘みはちゃんとあるのに血糖値に影響せず、カロリーゼロと優秀なエリスリトールはダイエットの強力なサポーターです。

いちご甘酒

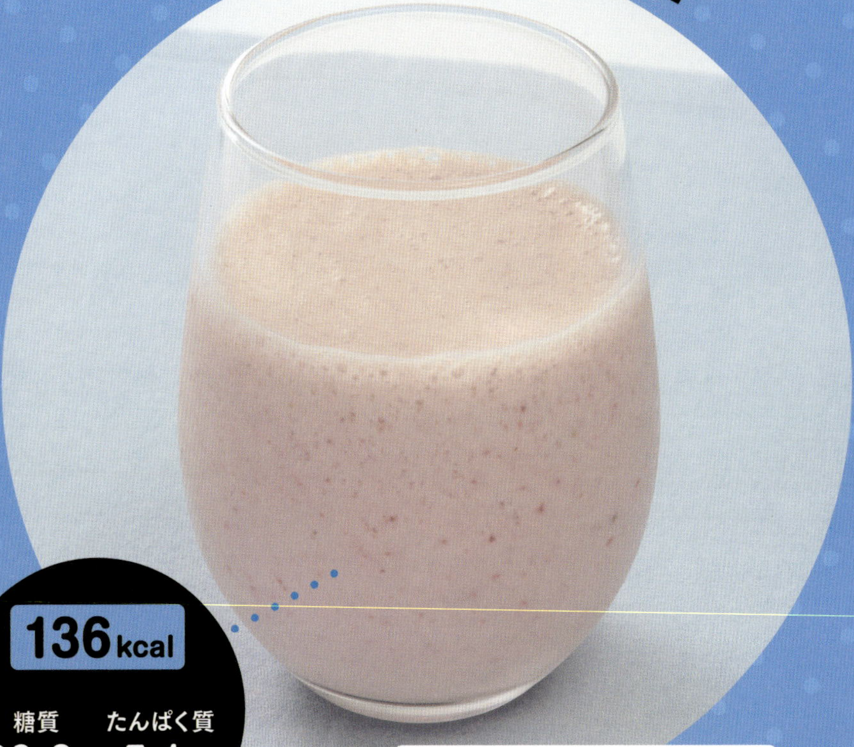

136kcal

糖質 20.9g　たんぱく質 5.1g

“飲む点滴”とも言われる甘酒にビタミンたっぷりのいちごを加えた、デザートのような幸せ感とたっぷりの栄養があるドリンク。

材料

- 冷凍いちご…40g
- 甘酒…100ml
- 無調整豆乳…100ml
- レモン果汁…小さじ1

作り方

いちご・甘酒・豆乳・レモン果汁を合わせて、ブレンダーでなめらかになるまでまぜて、グラスに注ぐ。

MEMO

アミノ酸やビタミンB群が豊富で、腸活にもぴったりな甘酒。食物繊維が豊富で腸内のビフィズス菌を増やすので便秘解消効果も。酒粕と米麹で作られたものを選んで。

トマトレモネード

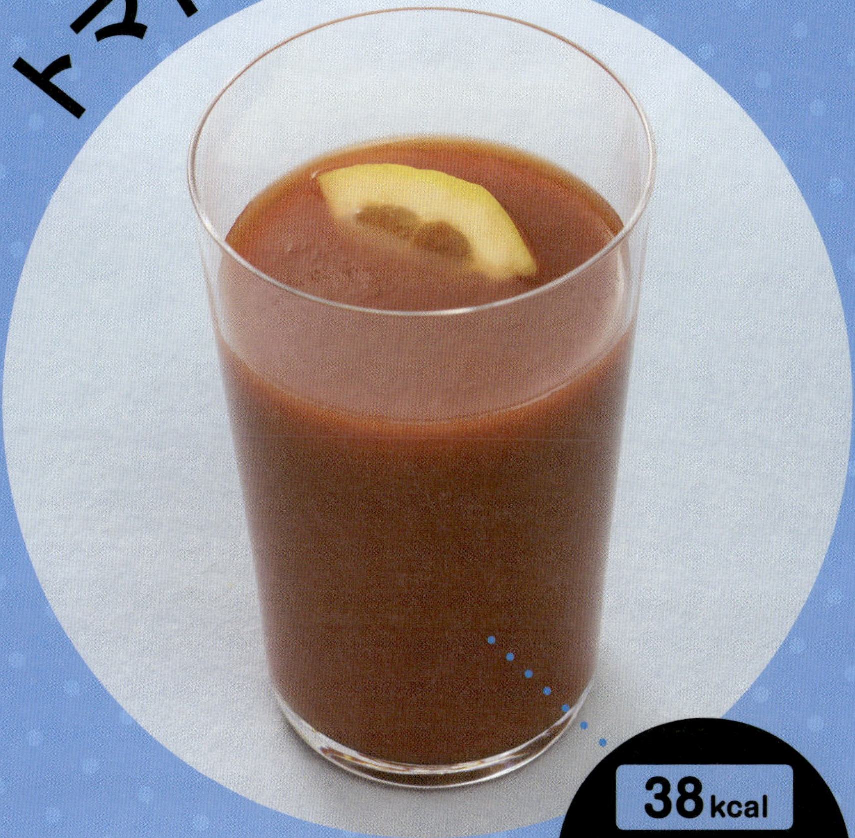

38kcal

糖質 0.2g　たんぱく質 1.5g

そのままのトマトジュースもいいけれど、レモンが加わると爽やかさも栄養価もUPして満足感が。

材料

- トマトジュース…200ml
- レモン果汁…小さじ2
- レモンスライス…1/4枚

作り方

グラスにトマトジュースを注ぎ、レモン果汁とレモンスライスを加える。

キウイ甘酒

日本が誇る発酵ドリンク・甘酒に食物繊維たっぷりのキウイを加えた贅沢ドリンク。便秘がちな人にぴったり。

材料

- キウイ…1/2個
- 甘酒…100ml
- 無調整豆乳…50ml
- はちみつ…小さじ1

作り方

ポリ袋に、皮をむいたキウイを入れペースト状になるまで揉みつぶし、甘酒・豆乳・はちみつを加えて、グラスに注ぎ入れる。

MEMO

ビタミンも食物繊維も豊富で、しかもカロリーや糖質が低めのキウイはぜひ常備したい食材。食物繊維量ではゴールデンよりグリーンがおすすめ。

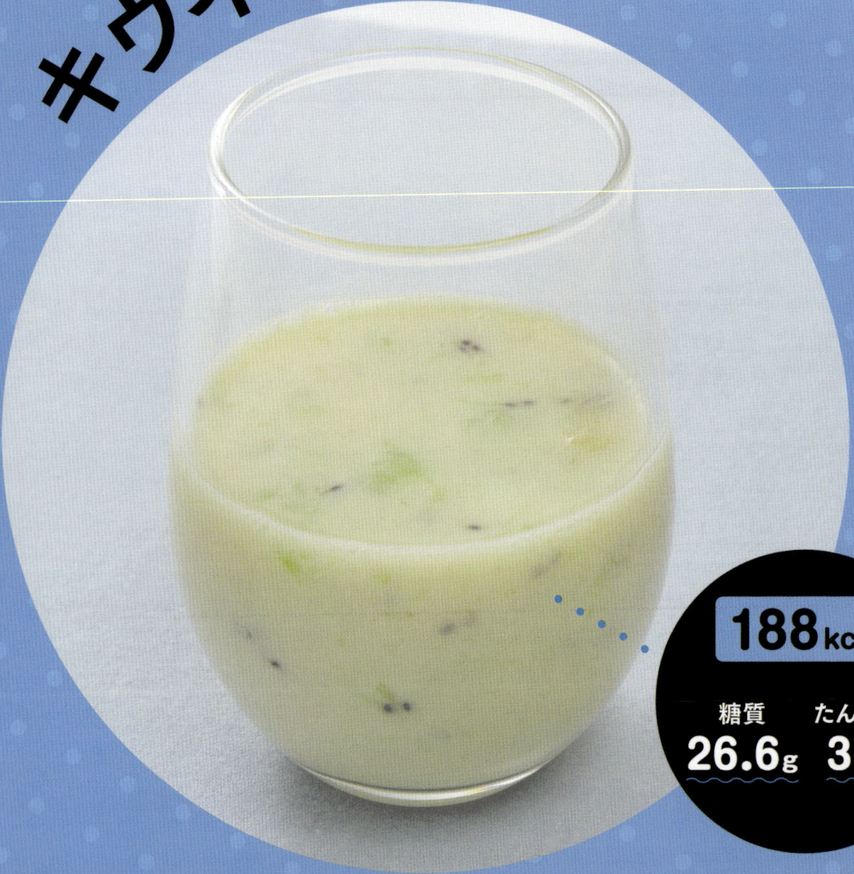

188kcal

糖質 26.6g
たんぱく質 3.4g

ほうじ茶ラテ

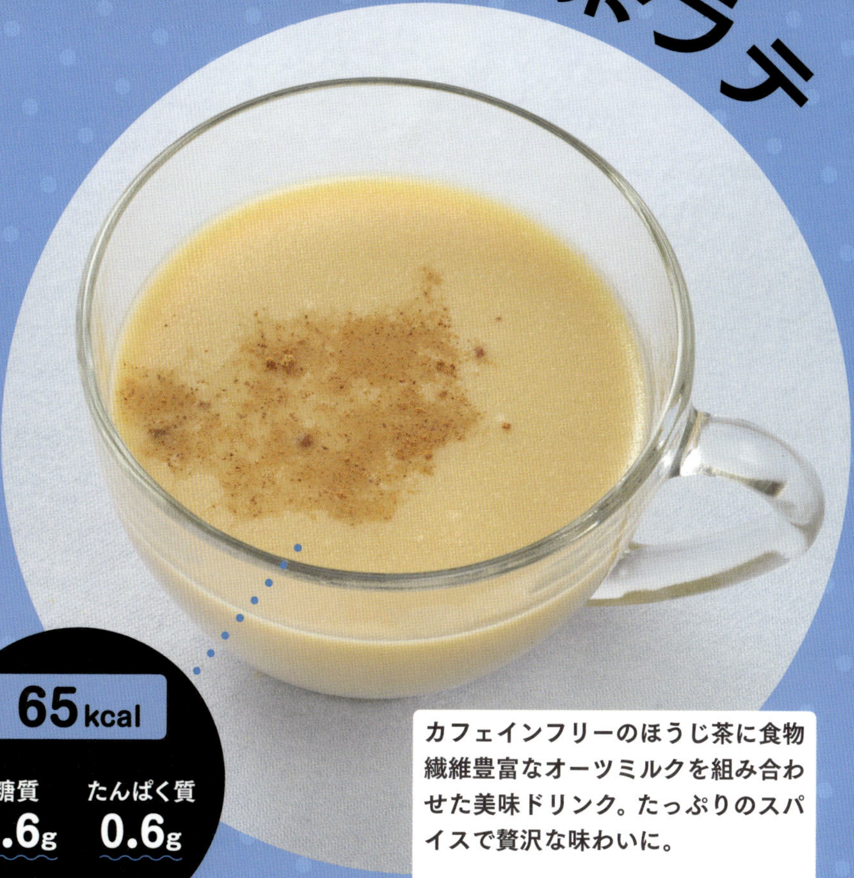

65kcal

糖質 **9.6g**　たんぱく質 **0.6g**

カフェインフリーのほうじ茶に食物繊維豊富なオーツミルクを組み合わせた美味ドリンク。たっぷりのスパイスで贅沢な味わいに。

材料

- ほうじ茶（ティーバッグ）…1個
- 熱湯…50ml
- オーツミルク…150ml
- ヒハツ…少々
- シナモン…少々
- クミン…少々

作り方

カップにほうじ茶（ティーバッグ）を入れて熱湯を注ぎ、蓋をして1分ほど蒸らす。オーツミルクを注ぎ入れ、電子レンジで1分ほど温めて、仕上げにヒハツ・シナモン・クミンを加える。

MEMO

ほんのり甘みが感じられ、食物繊維も含むオーツミルク。ヒハツやシナモンといった燃焼系スパイスと合わせるとダイエット効果UP。

ジンジャー黒豆茶

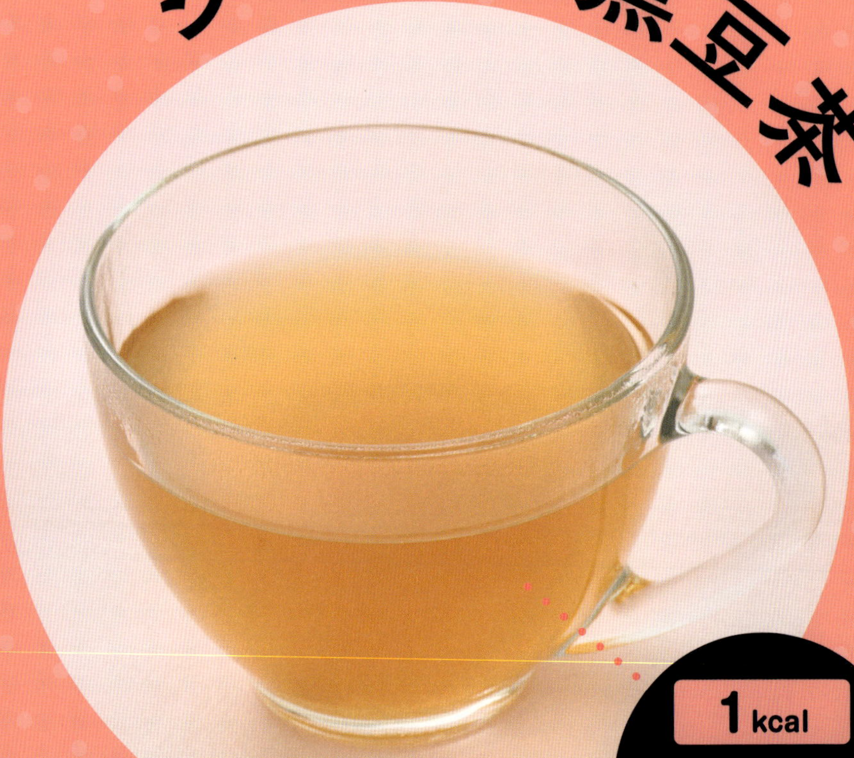

1 kcal

糖質 0.1g

たんぱく質 0.0g

ふくよかな旨みがある黒豆茶は緑茶代わりに飲むと満足感が。生姜と黒豆という温め食材のコンボで冷えを追放します。

材料

- 黒豆茶（ティーバッグ）…1個
- 熱湯…200ml
- おろし生姜…小さじ1/2

（お好みではちみつ小さじ1）

作り方

カップに黒豆茶（ティーバッグ）を入れて熱湯を注ぎ、蓋をして5分ほど蒸らして、おろし生姜を入れお好みではちみつを加える。

MEMO

生姜の辛味成分・ジンゲロールは血の巡りをサポート。むくみやすい夏も冷えやすい冬も積極的に摂りたいダイエットの助っ人。

トマトサイダー

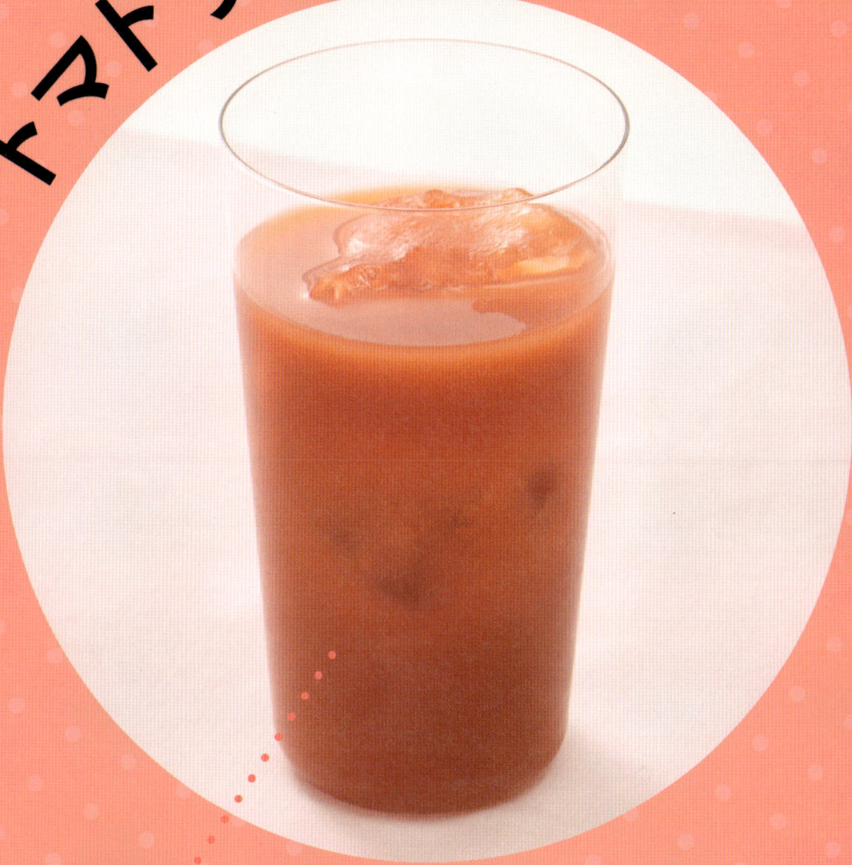

19kcal

糖質 0.2g

たんぱく質 0.8g

ヨーロッパで「食べると医者いらずになる」ということわざがあるほど抗酸化力の高いトマト。水分の排出力も高まりスッキリボディに。

材料

- トマトジュース…100ml
- 炭酸水…100ml
- レモン果汁…小さじ2

作り方

グラスにトマトジュース・炭酸水を注ぎ入れ、レモン果汁を加える。

ブルーベリールイボスティー

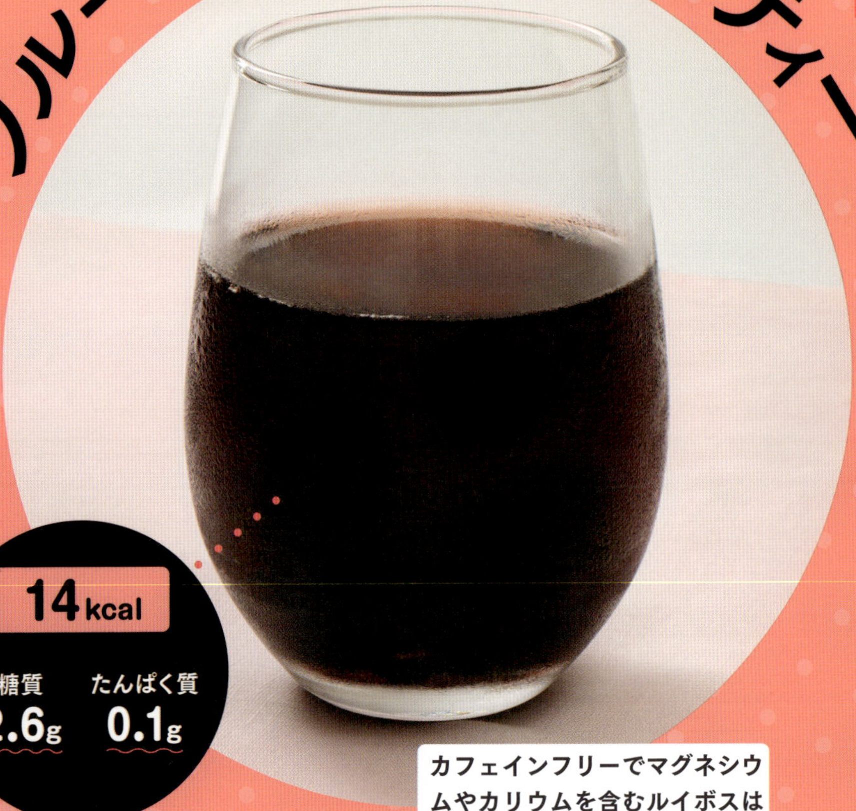

14kcal

糖質 2.6g　たんぱく質 0.1g

カフェインフリーでマグネシウムやカリウムを含むルイボスはダイエットにぴったり。フルーツでビタミンを加えれば完璧。

材料
- 冷凍ブルーベリー…30g
- エリスリトール…少々
- ルイボスティー…150ml

作り方
グラスに冷凍ブルーベリーとエリスリトールを入れてルイボスティーを注ぐ。

MEMO
ルイボスティーは、緑茶の50倍といわれるほどの抗酸化力が（種類により違いあり）。抜群の美肌効果、代謝促進効果があるので美味しくスリムを目指すのに最適。

ソイラテ

お店では甘みを加えた調整豆乳が使われることがしばしば。自分で作るソイラテなら栄養価はそのままで低糖質ドリンクに。

材料

- インスタントコーヒー…大さじ1
- お湯…50ml
- 無調整豆乳…150ml

作り方

カップにインスタントコーヒーを入れてお湯を注ぎコーヒーを溶かし、豆乳を加えて電子レンジで1分ほど温める。

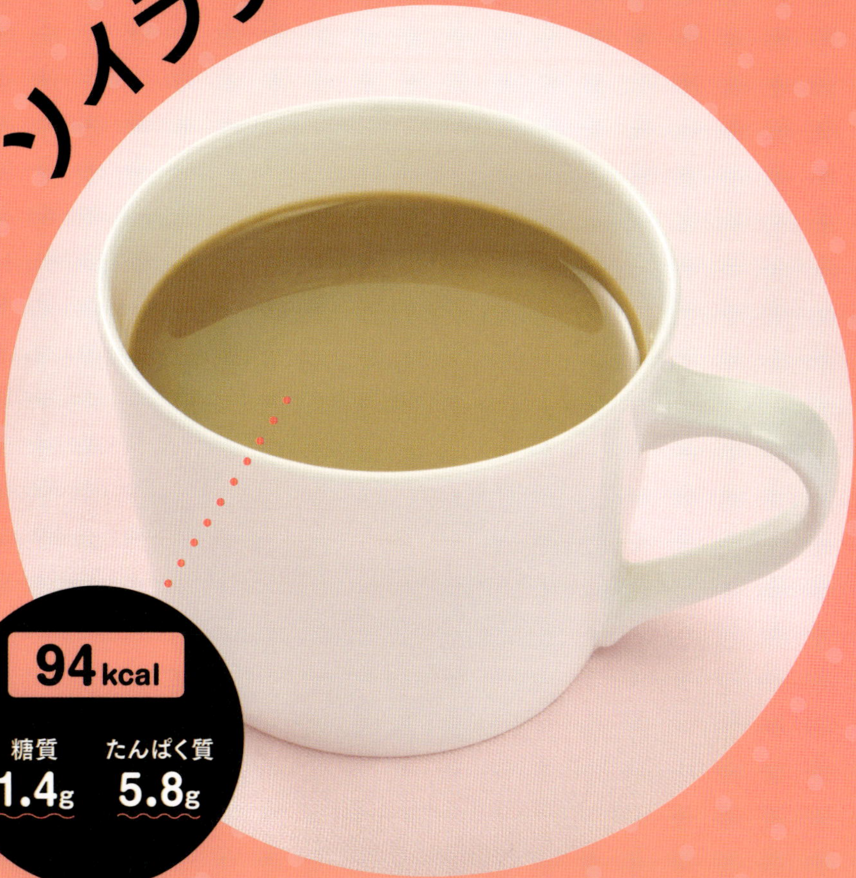

94kcal

糖質	たんぱく質
1.4g	5.8g

りんご酢カモミールティー

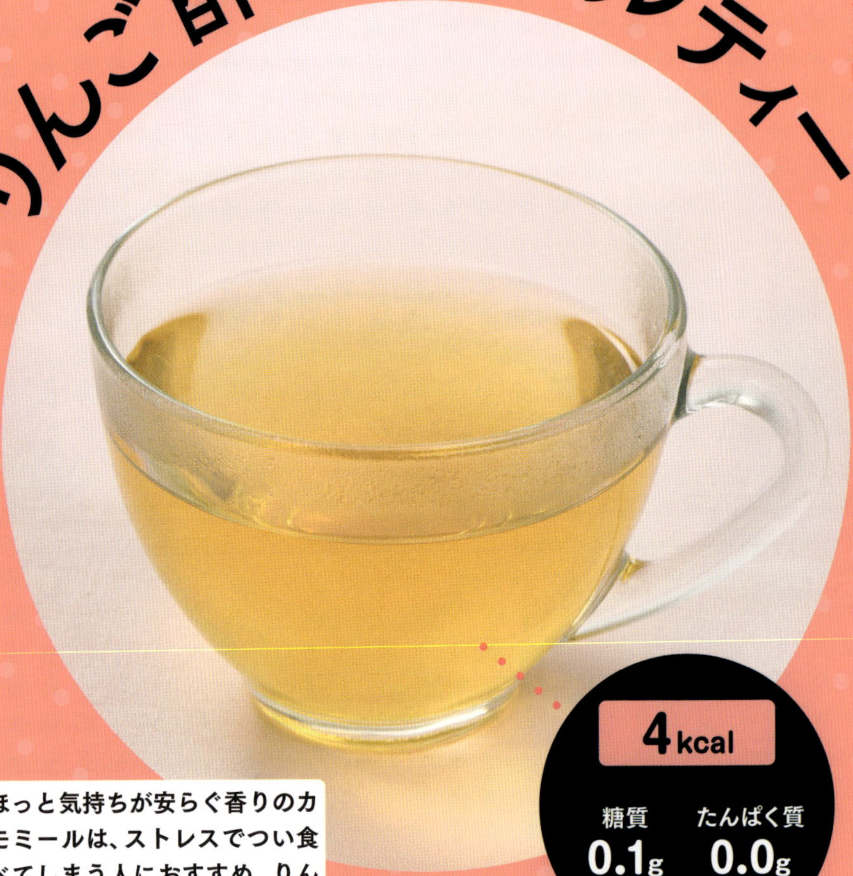

4kcal

糖質 0.1g　たんぱく質 0.0g

ほっと気持ちが安らぐ香りのカモミールは、ストレスでつい食べてしまう人におすすめ。りんご酢を加えて飲みごたえもUP。

材料

- カモミールティー（ティーバッグ）…1個
- 熱湯…200ml
- りんご酢…大さじ1

作り方

カップにカモミールティー（ティーバッグ）を入れて熱湯を注ぎ、蓋をして1分ほど蒸らし、りんご酢を加える。

MEMO

イライラはダイエットの大敵！ カモミールのリラックス効果は科学的に認められているので、ストレス対策に用意しておくべき。

スパークリングコーヒー

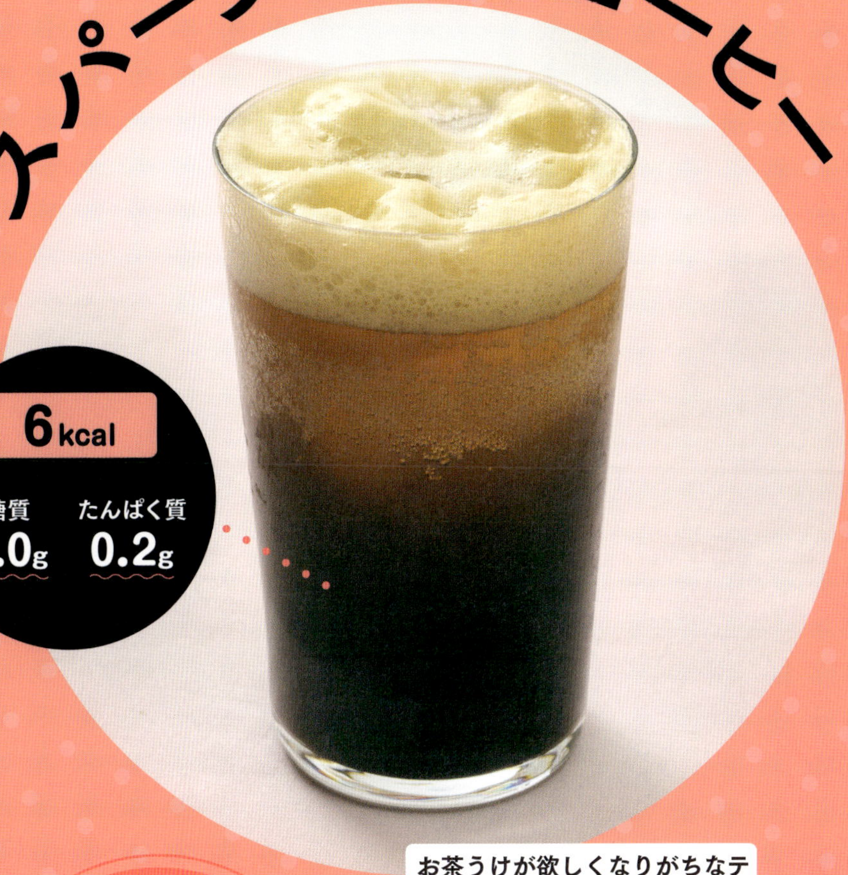

6kcal

糖質	たんぱく質
0.0g	0.2g

お茶うけが欲しくなりがちなティータイムには、炭酸の刺激で満足感が生まれるドリンクを。飲むなら15時までがおすすめ。

材料

- 濃いめに淹れたコーヒー…100ml
- 炭酸水…100ml

作り方

グラスに濃いめに淹れたコーヒーと炭酸水を注ぎ入れる。

MEMO

コーヒーのカフェインには脂肪燃焼作用のほか、抗酸化力抜群のクロロゲン酸を含み血糖値上昇を抑えるなど嬉しい効果が。夜を除けばダイエット中に飲んでも問題ありません。

きなこミルク

121kcal

糖質 14.1g　たんぱく質 4.1g

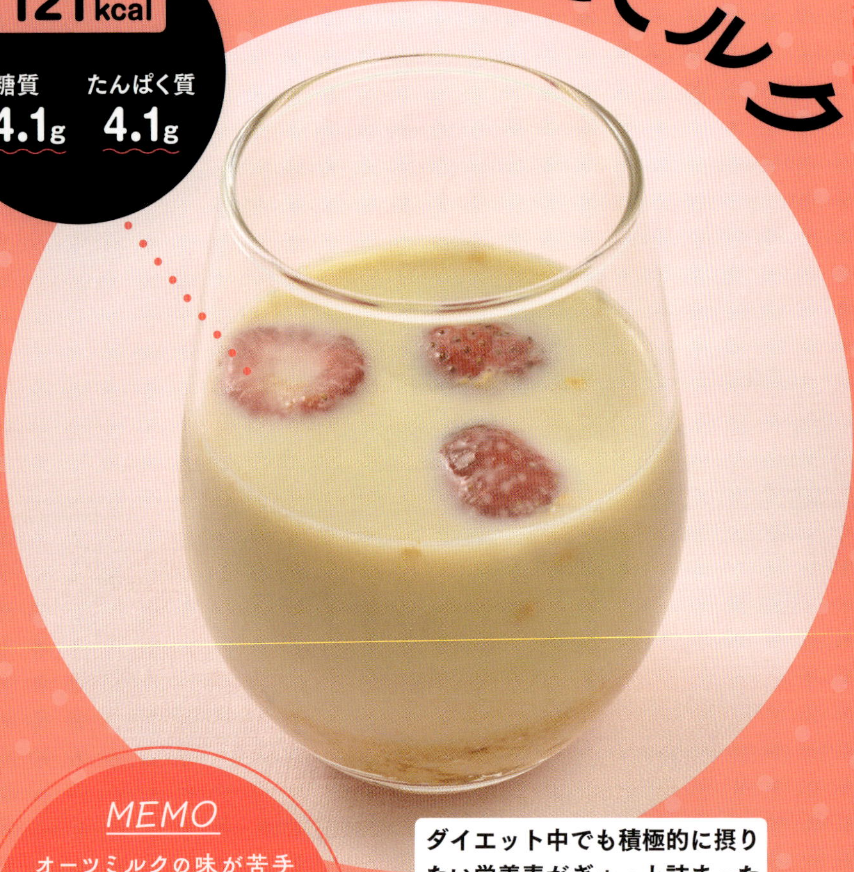

ダイエット中でも積極的に摂りたい栄養素がぎゅっと詰まったドリンク。たんぱく質も食物繊維も摂れ、いちごの甘さでおやつ不要に。

材料

- 冷凍いちご…30g
- きなこ…大さじ2
（お好みではちみつ小さじ1）
- オーツミルク…100ml

作り方

グラスに冷凍いちご・きなこ・はちみつ（お好みで）を入れてオーツミルクを注ぎよくまぜる。

MEMO

オーツミルクの味が苦手な人は、牛乳や豆乳など好きなものに替えてOK。不足しがちなたんぱく質をドリンクで補うことで、基礎代謝量が上がり痩せやすい体に。

そのままではテンションが上がらない青汁も、きなこの香ばしさやはちみつの甘さが加わるとおやつ感覚のドリンクに早変わり！

MEMO

ダイエットを続けるためには、我慢は禁物。まずいと思いながら青汁を飲むのではなく、美味しく楽しく飲めるよう松田流アレンジを。はちみつの優しい甘さで舌も喜ぶ１杯に。

材料

- 無調整豆乳…150ml
- きなこ…大さじ1
- はちみつ…小さじ1
- 青汁粉末…1袋3g

作り方

カップに豆乳を注いで電子レンジで1分半温めて、きなこ・はちみつ・青汁粉末を入れてよくまぜる。

きなこ青汁

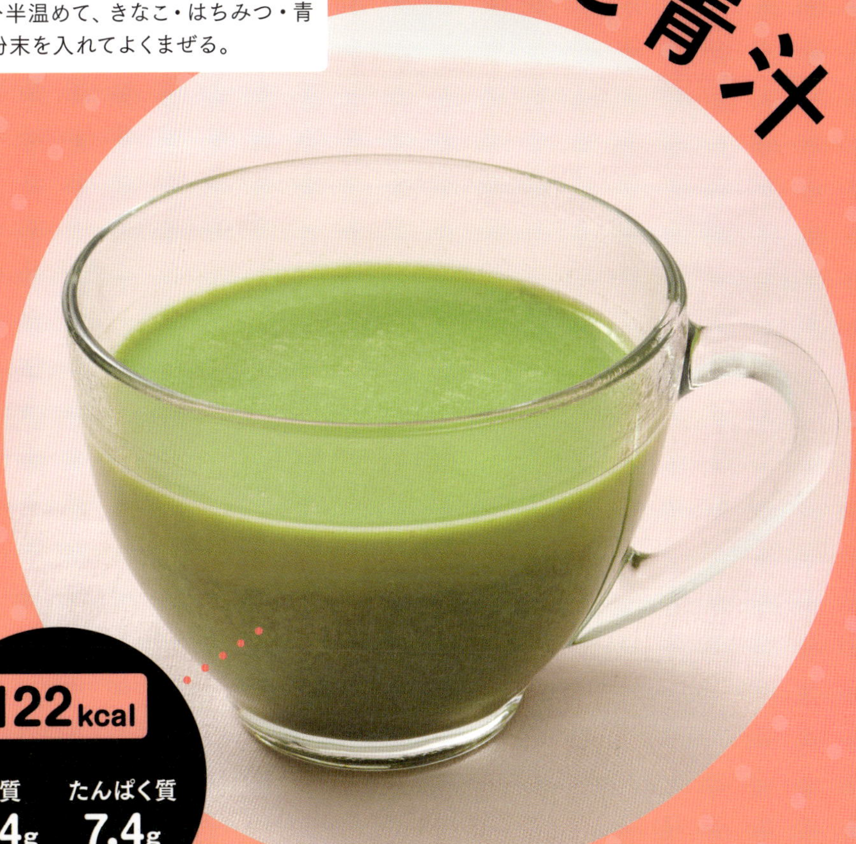

122kcal

糖質 9.4g　たんぱく質 7.4g

シークワーサーの豆乳ラッシー

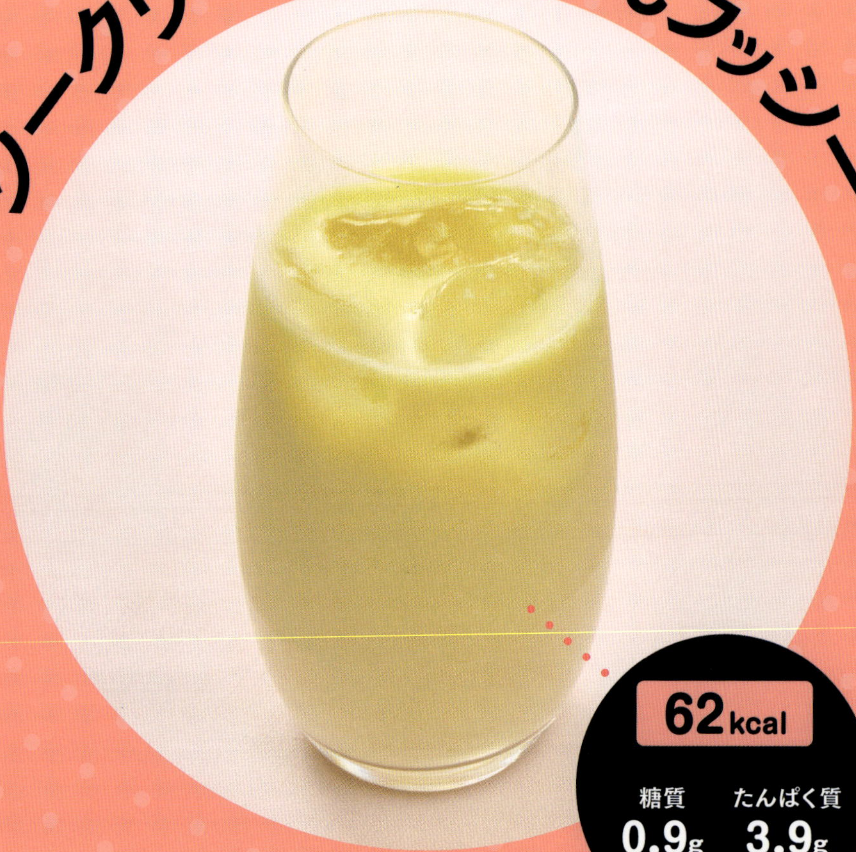

62kcal

糖質 0.9g　**たんぱく質 3.9g**

疲労回復成分であるクエン酸をレモンの2倍も含むシークワーサー。豆乳に含まれる栄養の吸収を高める効果もあり、ヘルシーで美味しいドリンク。

材料

- シークワーサー果汁…50ml
- 無調整豆乳…100ml

作り方

グラスにシークワーサー果汁と豆乳を注ぎ入れる。

MEMO

シークワーサーには痩せホルモンの分泌を促し、内臓脂肪の燃焼をサポートする働きが。皮にもノビレチンやヘスペリジンなどいい成分が含まれているので、生を使う場合は皮もすりおろすと効果UP。

クミンソーダ

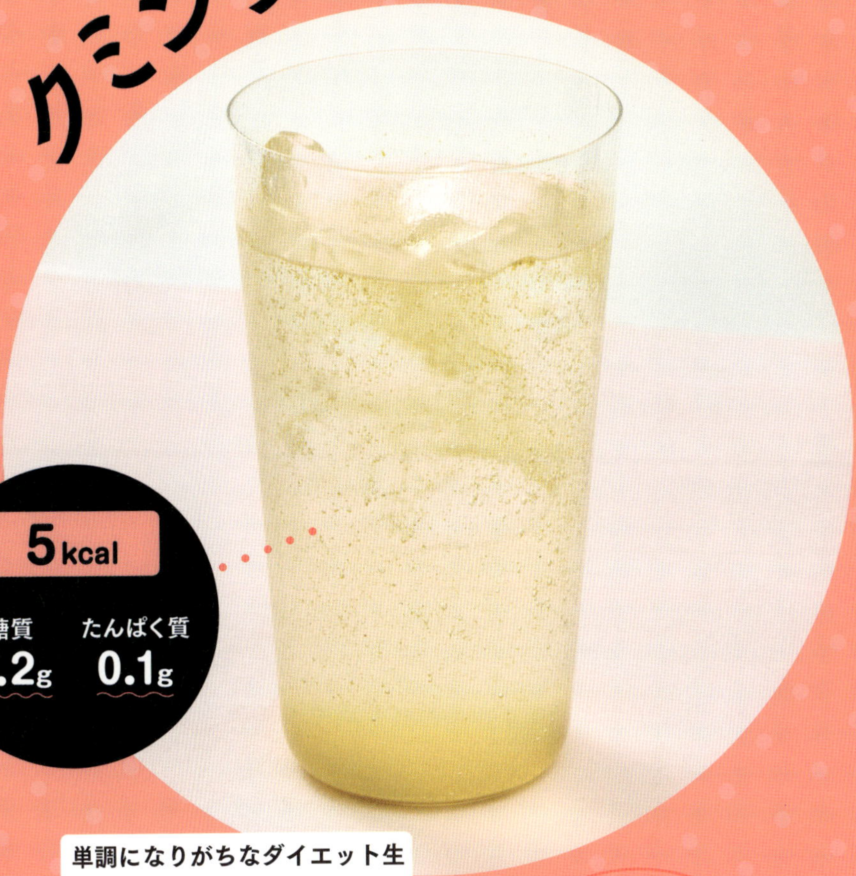

5kcal

糖質 0.2g　たんぱく質 0.1g

単調になりがちなダイエット生活の清涼剤となる香り高いソーダ。気分転換にも、脂肪燃焼サポートにも役立つ頼もしい1杯。

材料

- クミン…小さじ1/4
- 炭酸水…200ml
- レモン果汁…小さじ2

作り方

グラスに炭酸水を注ぎ入れ、レモン果汁を加えてクミンをふり入れる。

MEMO

毎日少しずつ摂取することで体脂肪が減るという報告もあるほどダイエットに向いているクミン。料理だけでなくドリンクでも活用を。

納豆汁

109kcal

糖質 1.9g　たんぱく質 7.7g

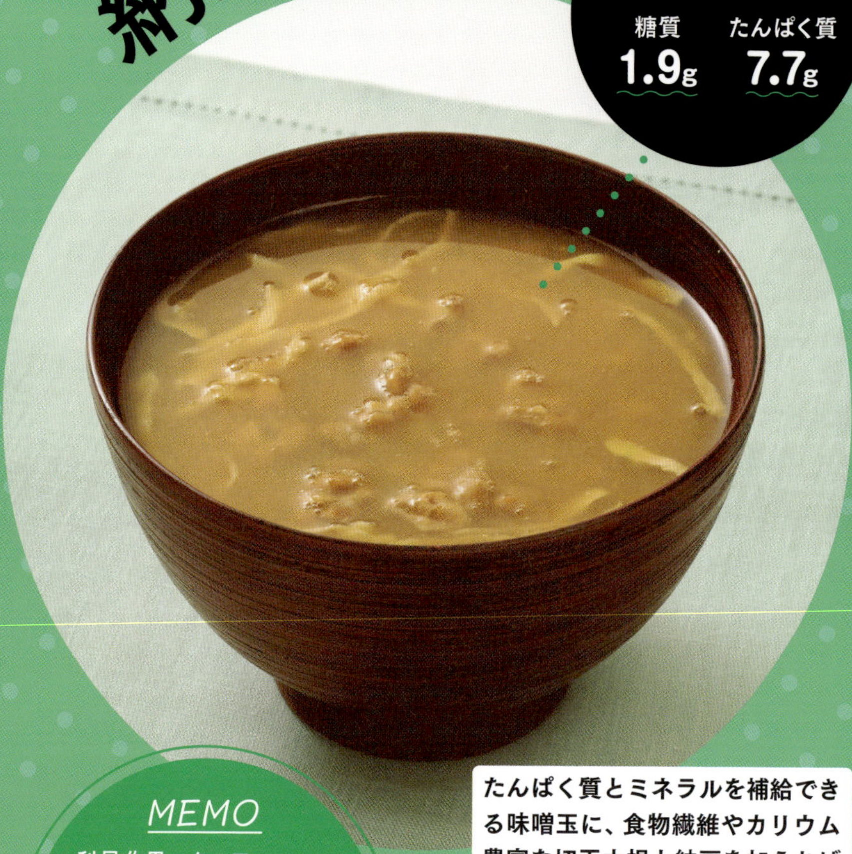

MEMO

利尿作用のあるアルコールは、水分と同時に塩分も失われるので味噌汁は二日酔い予防にぴったり。満腹感があるのでシメではなく早めに飲むとさらに効果的！

たんぱく質とミネラルを補給できる味噌玉に、食物繊維やカリウム豊富な切干大根と納豆を加えれば血糖値上昇が穏やかに。

材料

- 味噌玉…1個
- 切干大根… 3g
- 納豆…1パック
- 熱湯…150ml

作り方

お椀に味噌玉・切干大根・納豆を入れて熱湯を注ぎ、味噌玉を溶きながらまぜる。
（※味噌玉の作り方はp95参照）

モヒート風ソーダ

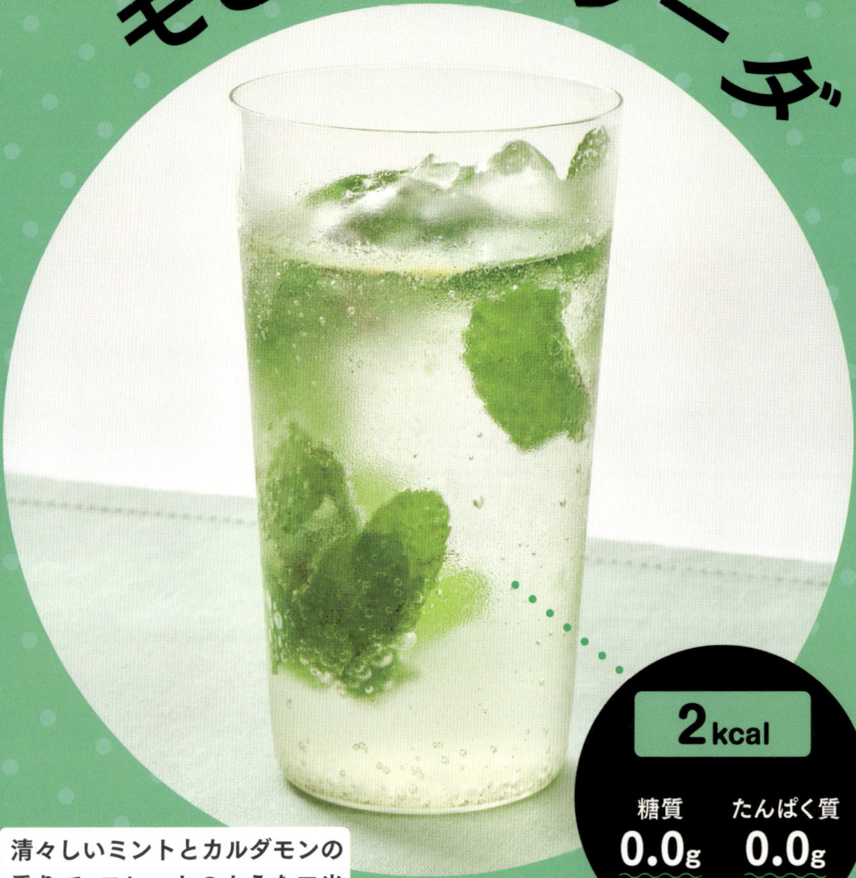

2kcal

糖質 0.0g　たんぱく質 0.0g

清々しいミントとカルダモンの香りで、モヒートのような口当たりのドリンク。飲みすぎ食べすぎを防いで翌朝の体も軽やか！

材料
- 炭酸水…200ml
- カルダモン…小さじ1/4
- ミント…5g

作り方
グラスに炭酸水を注ぎ入れ、カルダモンとミントを加えまぜる。

MEMO
整腸作用があり、お酒の席で食べすぎたものの排出をサポートしてくれるミント。しかも、独特の香りには食欲を抑える効果があるのでチェイサー代わりにぴったり！

キウイ緑茶

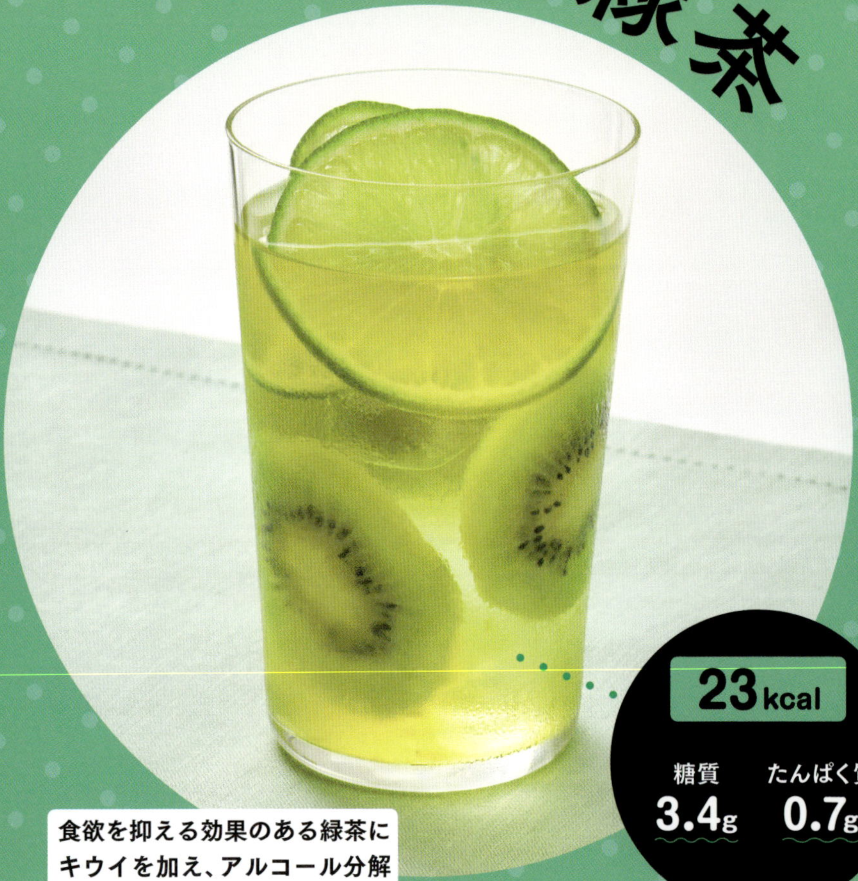

23kcal

糖質 3.4g　たんぱく質 0.7g

食欲を抑える効果のある緑茶にキウイを加え、アルコール分解時に消費されるビタミンCも備える頼もしいダイエットドリンク。

材料

- キウイ…1/2個
- 緑茶…200ml
- ライムスライス…2枚

作り方

キウイは皮をむいて、7〜8㎜の輪切りに。グラスに入れて緑茶を注ぎ入れライムスライスを加える。

MEMO

キウイは食物繊維も豊富なダイエット食材なので、皮をむいてつぶしたものを冷凍しておくと便利。ライムがなければレモン果汁など家にある柑橘リキッドでもOK。

ブルーベリーラッシー

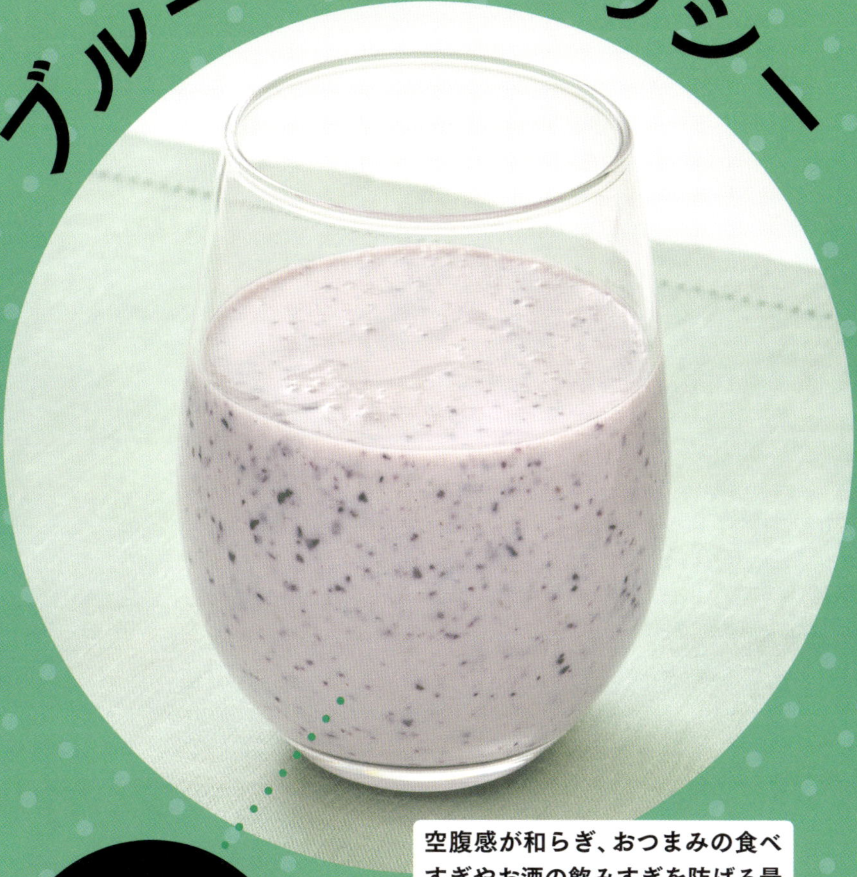

88kcal

糖質 4.1g　たんぱく質 5.3g

空腹感が和らぎ、おつまみの食べすぎやお酒の飲みすぎを防げる最強ラッシーは飲み会前に。たんぱく質も摂れ基礎代謝もUP。

材料

- 無調整豆乳…150ml
- りんご酢…大さじ2
- 冷凍ブルーベリー…30g

作り方

豆乳・りんご酢・冷凍ブルーベリーをブレンダーでなめらかになるまでまぜ、グラスに注ぐ。

ターメリックラテ

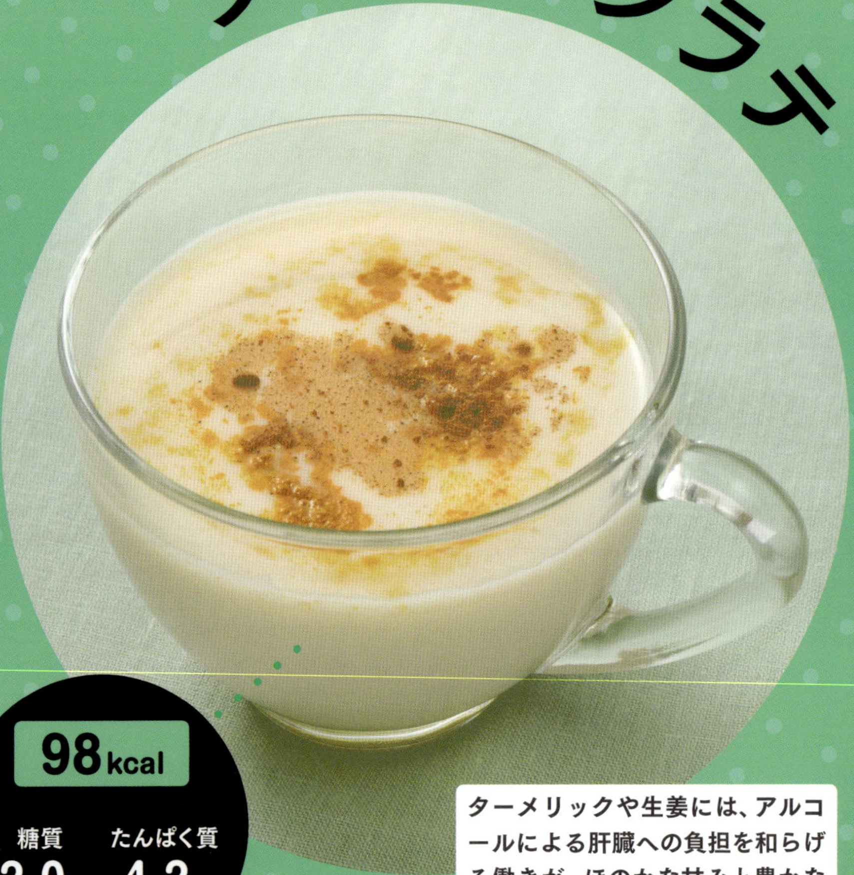

98kcal

糖質 2.0g　たんぱく質 4.2g

ターメリックや生姜には、アルコールによる肝臓への負担を和らげる働きが。ほのかな甘みと豊かな香りで食欲が落ち着く1杯。

材料

- アーモンドミルク…150ml
- はちみつ…小さじ1
- ターメリック…小さじ1/4
- ジンジャーパウダー…小さじ1/4
- シナモン…少々

作り方

アーモンドミルクをカップに入れて電子レンジで1分半温め、はちみつを加えターメリック・ジンジャーパウダー・シナモンをふり入れる。

MEMO

代謝エネルギーの約21%は肝臓で使われるといわれるほど。肝臓をサポートするスパイスはこまめに摂りたい。ただし、一度に大量摂取すると負担がかかるので注意。

りんご酢焼酎

低糖質のお酒としておなじみの焼酎。脂肪燃焼を促す酢酸が豊富なりんご酢を加えれば、美味しく飲めて痩せるアルコールに。

材料

- りんご酢…大さじ1
- 焼酎…大さじ3
- 炭酸水…150ml
- 氷…適量

作り方

グラスに氷・りんご酢・焼酎を入れ炭酸水を注ぐ。

MEMO

酢酸には糖質の吸収をゆるやかにする作用があるので、満腹感が続く効果も。お酒を飲んだあとにシメのラーメンを食べたくなるタイプの人なら、りんご酢に頼る価値あり！

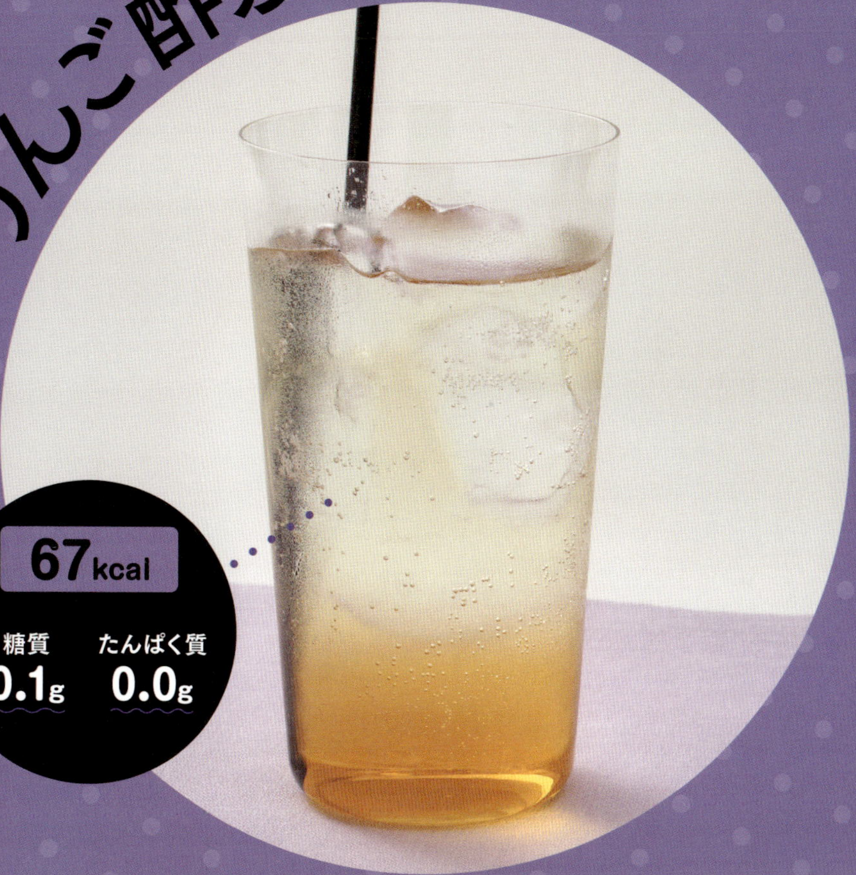

67kcal

糖質 **0.1g**　たんぱく質 **0.0g**

生レモンサワー

81kcal

糖質 1.1g　たんぱく質 0.4g

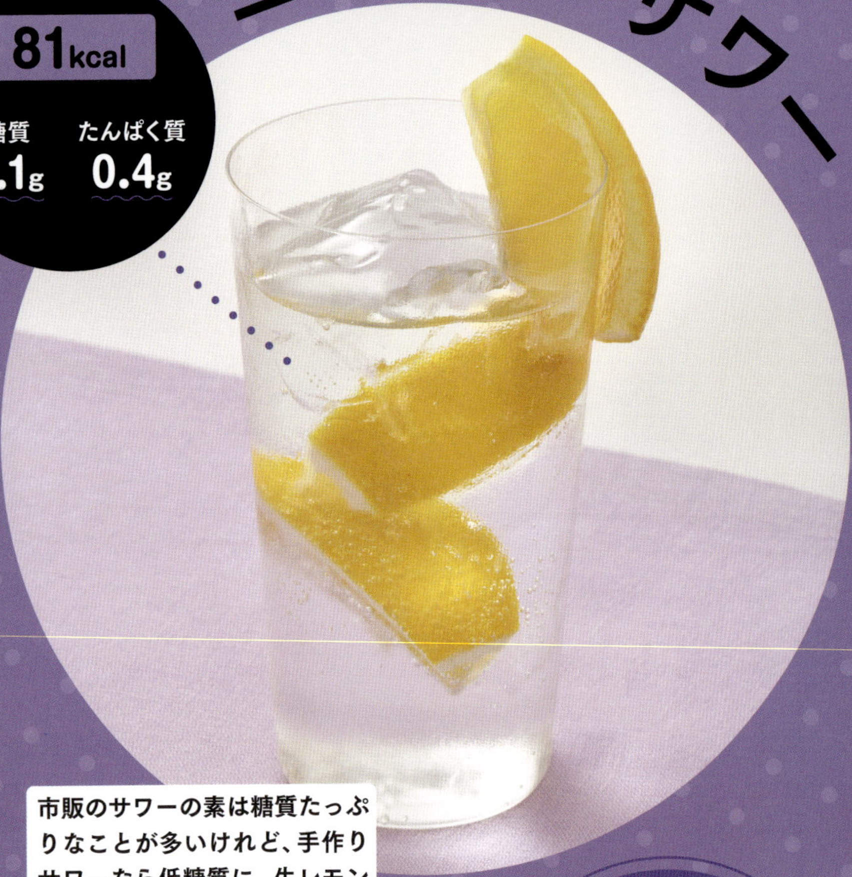

市販のサワーの素は糖質たっぷりなことが多いけれど、手作りサワーなら低糖質に。生レモンの皮の精油もまるっと飲んで。

材料

- レモン…1/2個
- 焼酎…大さじ3
- 炭酸水…150ml
- 氷…適量

作り方

レモン1/2個は3等分のくし切りにして、2個は搾ってそのままグラスに入れ、1個はグラスに添える。氷・焼酎を入れて炭酸水を注ぐ。

MEMO

レモンはくし切りやスライスにしてラップに包み、冷凍しておくといつでも使えて便利。輸入ものは防カビ剤が使われていることもあるので、皮ごと使う場合は国産がおすすめ。

ルイボスハイ

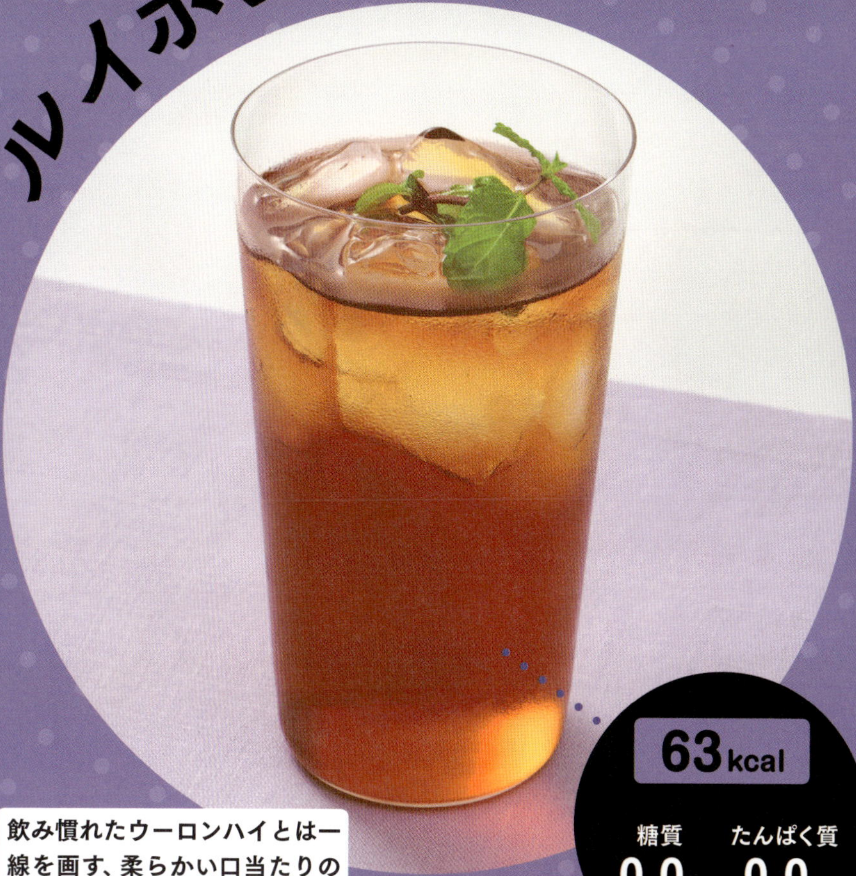

63kcal

糖質	たんぱく質
0.0g	0.0g

飲み慣れたウーロンハイとは一線を画す、柔らかい口当たりの1杯。抗酸化力の高いポリフェノールには美肌効果も。

材料

- 焼酎…大さじ3
- ルイボスティー…150ml
- 氷…適量
- ミント…適量

作り方

グラスに氷・焼酎を入れてルイボスティーを注ぎミントを加える。

MEMO

ミントは、軽く洗ってキッチンペーパーに包み、耐熱容器に入れて冷蔵庫へ。フレッシュな状態ですぐ使えます。

赤ワインカクテル

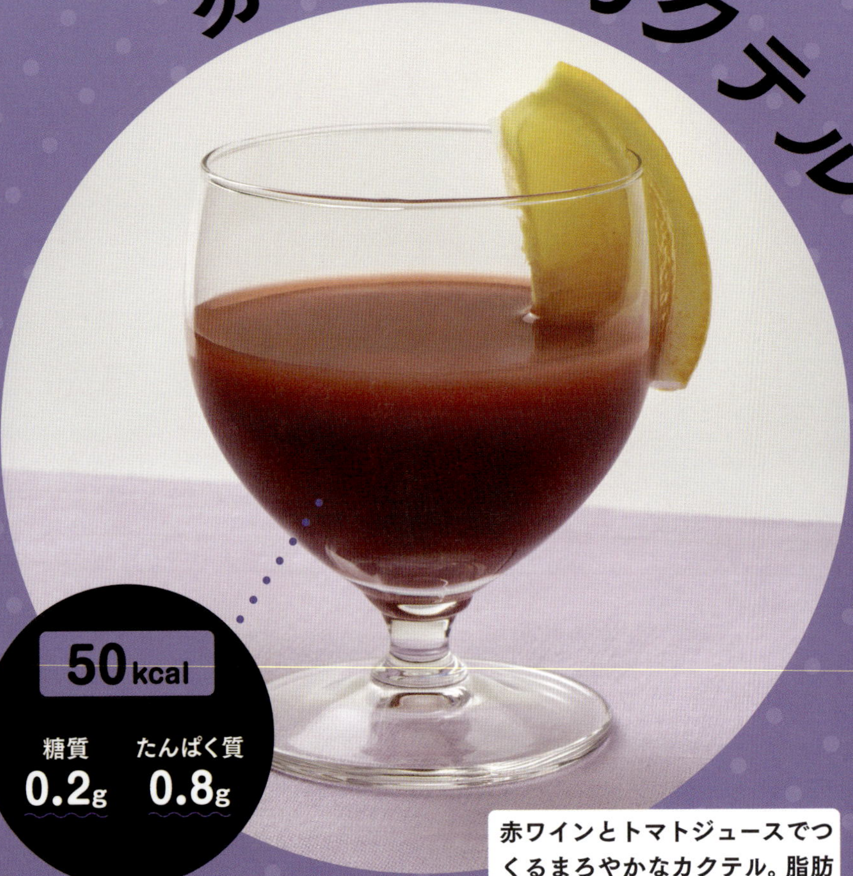

50kcal

糖質 **0.2g**　たんぱく質 **0.8g**

赤ワインとトマトジュースでつくるまろやかなカクテル。脂肪燃焼効果のあるスパイシーなタバスコ入りで、脂肪が燃えやすい体へ。

材料

- 赤ワイン…大さじ３
- トマトジュース…100ml
- タバスコ…少々
- レモン…1/8個

作り方

赤ワイン・トマトジュースをグラスに注ぎ、タバスコをふり、くし形に切ったレモンを添える。

MEMO

アルコールが入るとつい食べすぎてしまうという人はワインとカクテル類を選んで、アルコール度数を下げて飲むのが◎。トマトジュースで割ると満腹感も出て食欲抑制効果が。

MEMO

ワインを選ぶならポリフェノール豊富で抗酸化力の高い赤ワインがおすすめ。

冷凍フルーツで作るサングリアなら、飲み残しや安いワインでも簡単に美味しく変身。ベリーの抗酸化力で美肌効果も期待できるドリンク。

材料

- 赤ワイン…100ml
- 冷凍ミックスベリー…30g
- レモンスライス…1枚
- 炭酸水…100ml

作り方

グラスに赤ワイン・冷凍ミックスベリーを入れ炭酸水を注ぎ、レモンスライスを入れる。

サングリア

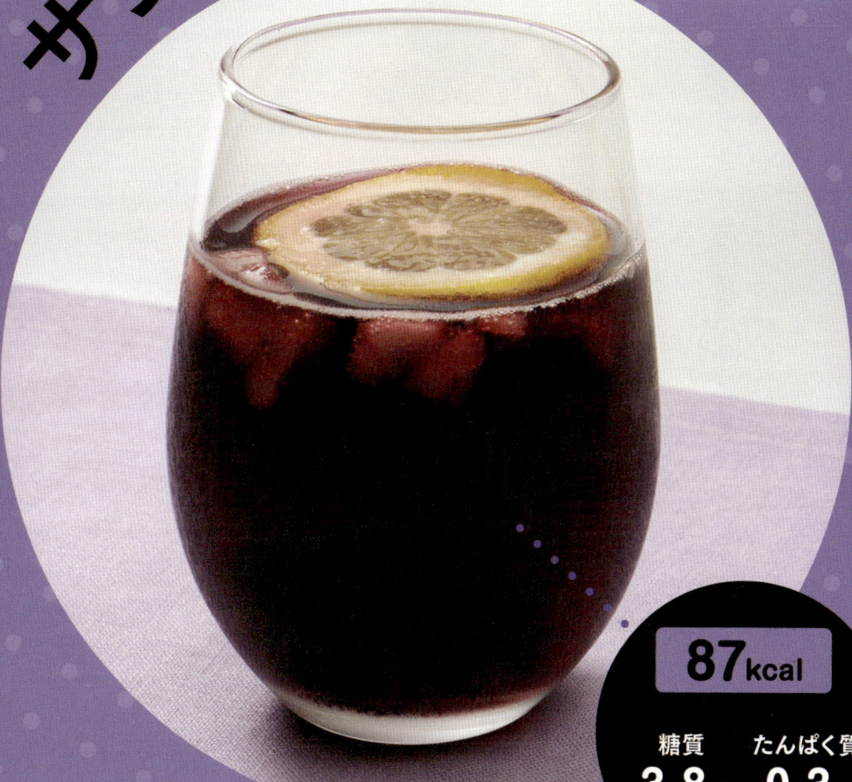

87kcal

糖質 3.8g

たんぱく質 0.3g

ホットワイン

寒い日に体も気持ちも温まるホットワイン。シナモンは血糖値を抑えるだけでなく、血流も促してむくみレスなボディに。

材料

- 赤ワイン…150ml
- シナモン…少々

作り方

カップに赤ワインを注ぎ、電子レンジで1分半温めシナモンをふり入れる。

MEMO

シナモンだけでなく、お好みでこしょうやカルダモン、ヒハツなどを加えてもOK。

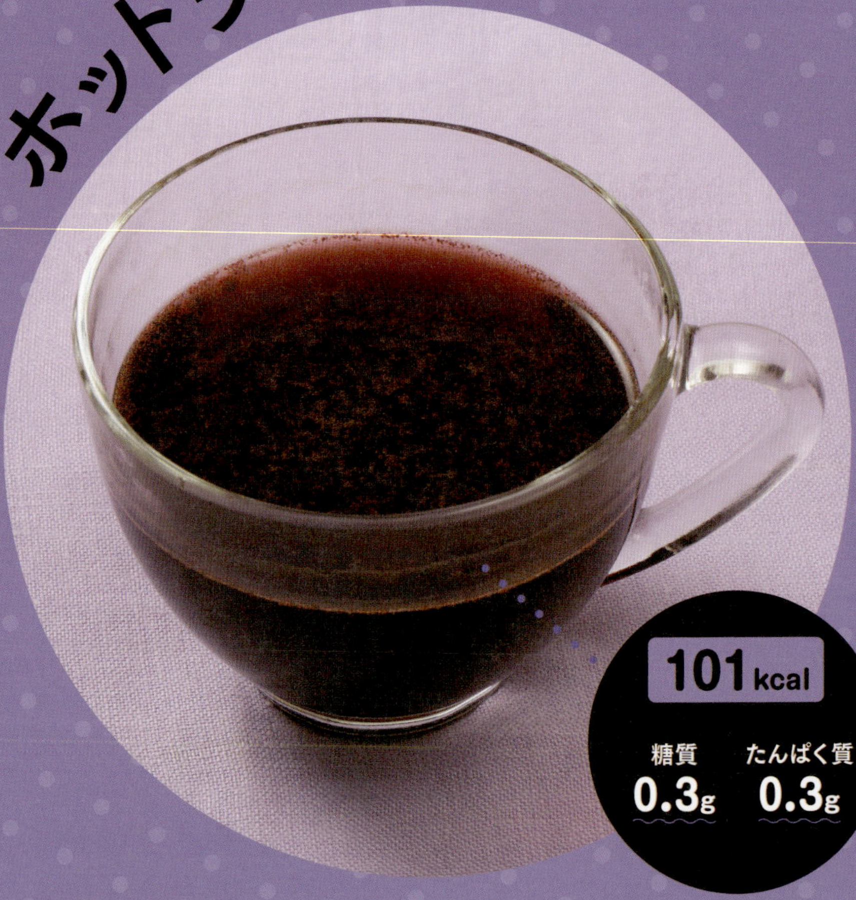

101kcal

糖質 0.3g　たんぱく質 0.3g

ハイボール

68 kcal

糖質 0.1g　たんぱく質 0.0g

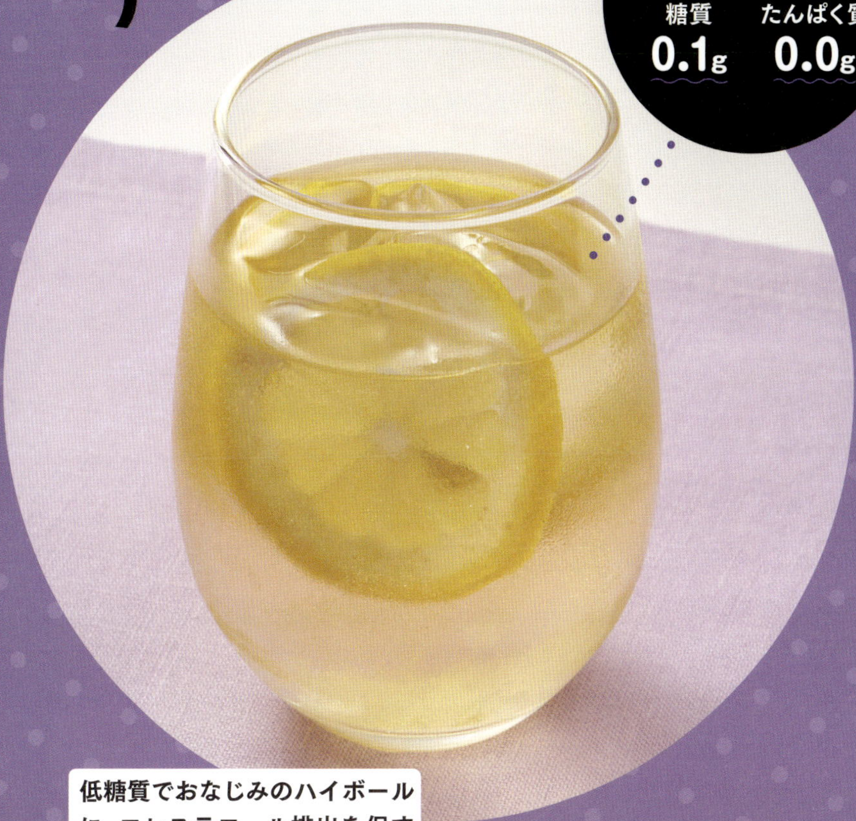

低糖質でおなじみのハイボールに、コレステロール排出を促すクミンを加えたレシピ。内臓脂肪が気になる人にもおすすめ。

材料

- ウイスキー…大さじ2
- 炭酸水…120ml
- レモンスライス…2枚
- クミン…少々
- 氷…適量

作り方

グラスに氷・ウイスキーを入れ炭酸水を注ぎ入れ、レモンを加えてクミンをふり入れる。

MEMO

パウダーでなくシードのクミンを使う場合は、キッチンペーパーに包んで瓶の底などで軽く叩いてつぶすと香り立ちがUP。

ジンハーブティー

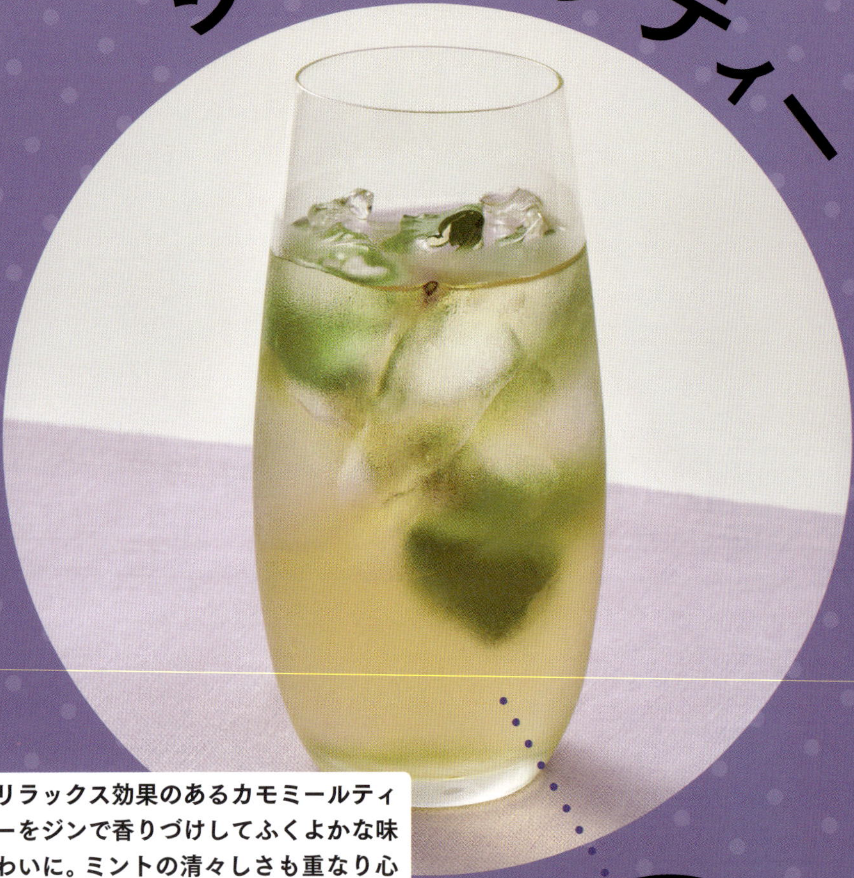

リラックス効果のあるカモミールティーをジンで香りづけしてふくよかな味わいに。ミントの清々しさも重なり心身ともにスッキリ。

118kcal

糖質	たんぱく質
0.0g	0.0g

材料

- カモミールティー（ティーバッグ）…1個
- 熱湯…180ml
- ジン…大さじ3
- ミント…3～5枚
- 氷…適量

作り方

耐熱カップにカモミールティー（ティーバッグ）を入れ熱湯を注ぎ蓋をして1分蒸らし、ティーバッグを取り出し冷ましておく。グラスに氷・カモミールティーを入れて、ジンを加えてミントを入れる。

ホットブランデー紅茶

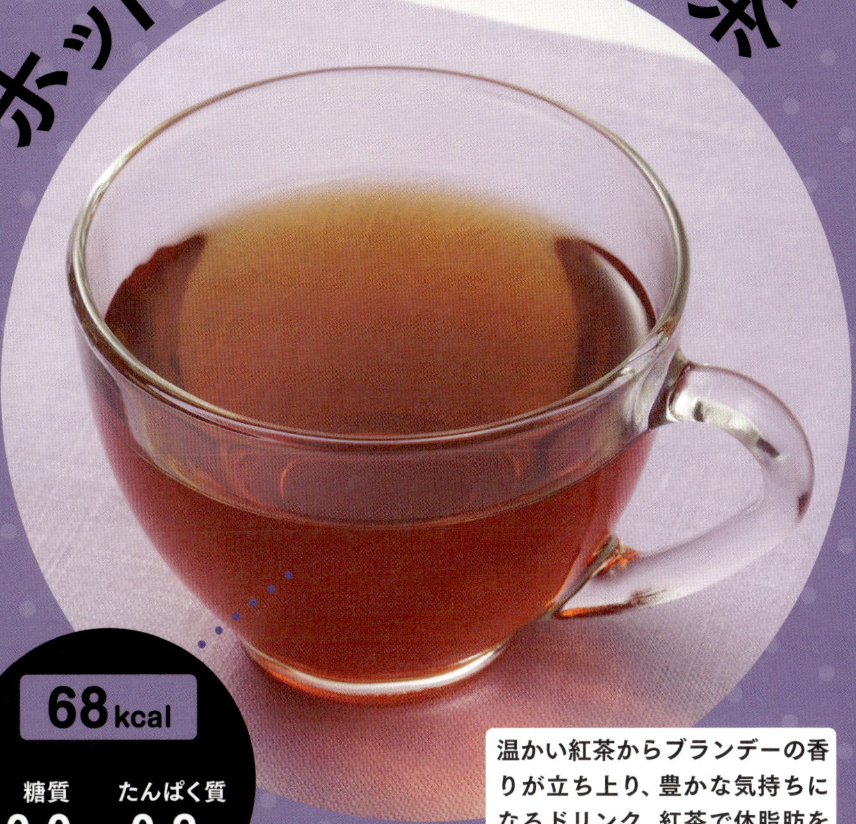

68kcal

糖質 0.0g　たんぱく質 0.2g

温かい紅茶からブランデーの香りが立ち上り、豊かな気持ちになるドリンク。紅茶で体脂肪を分解しつつほろ酔い気分を満喫。

材料

- 紅茶（ティーバッグ）…1個
- 熱湯…150ml
- ブランデー…大さじ2

作り方

カップに紅茶（ティーバッグ）を入れ熱湯を注ぎ蓋をして1分蒸らす。ティーバッグを取り出し、ブランデーを加える。

MEMO

蒸留酒であるブランデーは糖質が少ないのでダイエット向き。ただしカロリーは高めなので1杯に留めるのがおすすめ。

抹茶スカッシュ

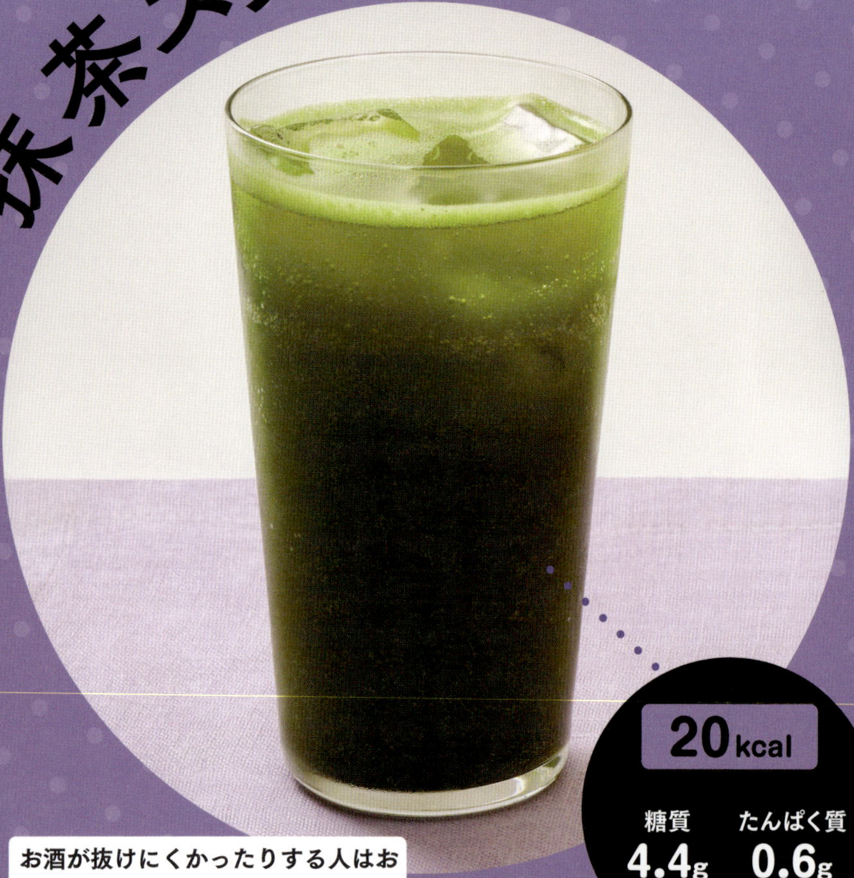

20kcal

糖質 4.4g　たんぱく質 0.6g

お酒が抜けにくかったりする人はお茶のパワーに頼って。ビタミン豊富でアセトアルデヒドが分解され翌朝スッキリ！

材料

- 抹茶…小さじ1
- お湯…大さじ1
- オリゴ糖…小さじ2
- 強炭酸水…200ml
- 氷…適量

作り方

グラスに抹茶を入れてお湯を加え抹茶を溶く。オリゴ糖を加えて氷を入れて炭酸水を注ぐ。

MEMO

アルコールの分解は年齢を重ねるにつれて遅くなる傾向が。「最近酔いやすいな」「お酒が抜けにくくなった」と思ったら、お酒の席で抹茶や緑茶に頼ってみて。

お酒の飲み方

ダイエット中は、お酒を飲むとつい食べすぎたり、お酒そのもののカロリーが加わったりするので飲まないのがベスト。でも、我慢してストレスを溜めるのは逆効果なので楽しくほどよくお酒と付き合おう、というのが瞬飲ドリンクの考え方。この時に大切なのが、お酒と同量の水分を摂ること。飲みすぎ予防になるし、アルコールの利尿作用によって抜けた水分をカバーできます。外食時なら水やチェイサーを忘れずに！　自宅で飲むならここに紹介したような腸活や脂肪燃焼をサポートする成分入りのものを取り入れれば、むしろダイエットが進んでするりと痩せるはず。

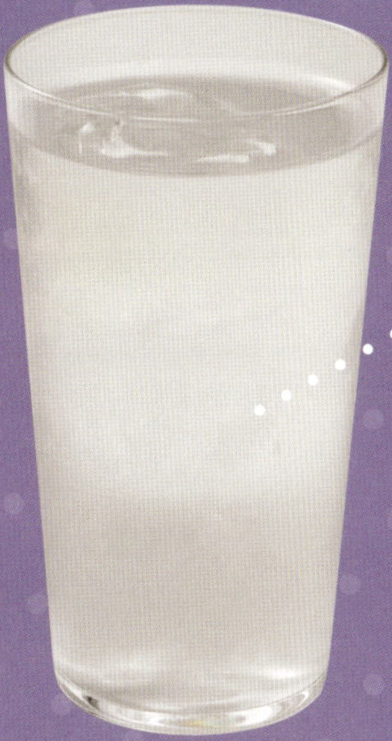

水

脱水を防ぎ、胃腸の粘膜に負担をかけないために大切なのが水分の摂取。飲むお酒と同量の水を少しずつ飲むことで酔うスピードも遅くなります。

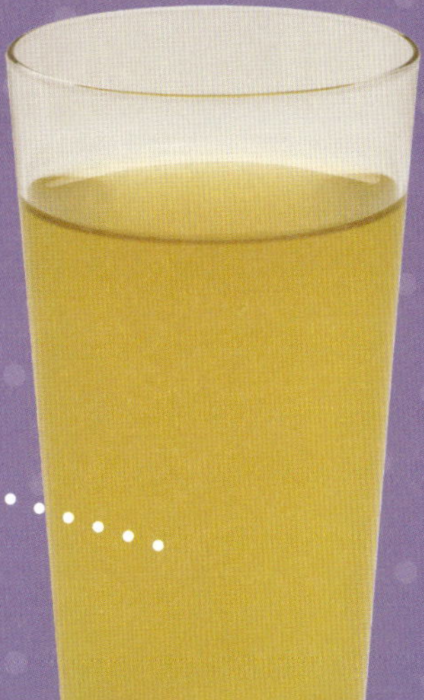

緑茶

お酒のお供に選ぶお茶は緑茶がベスト。ビタミンCやカテキン、タンニンが豊富で、アルコールの分解をサポートしてくれる上に胃の粘膜修復にも役立ってくれます。

カモミールミントティー

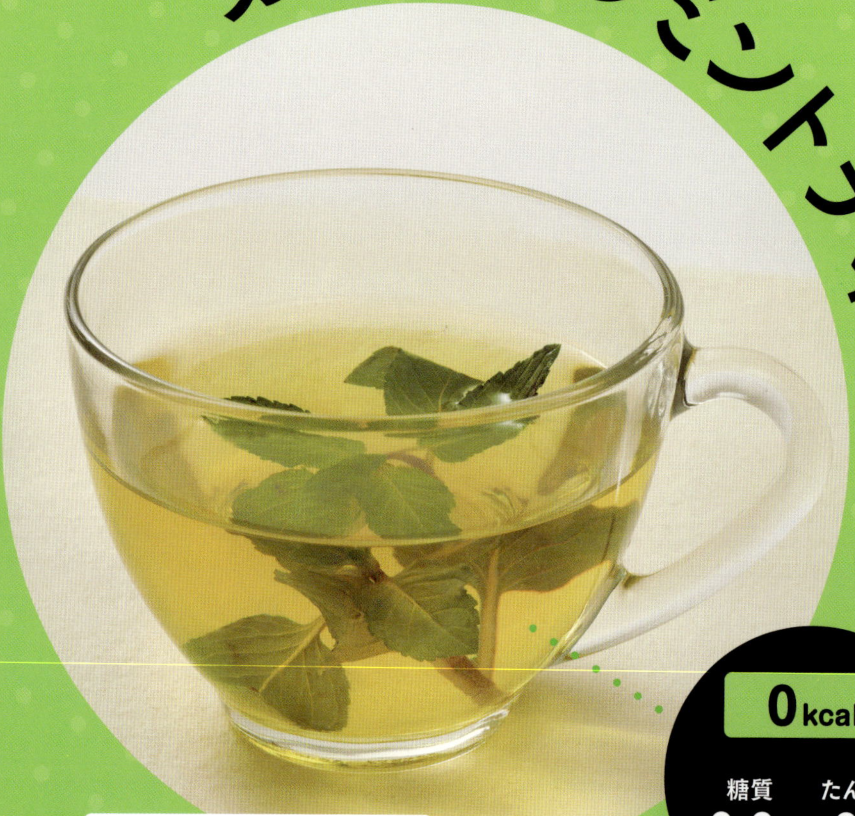

0kcal

糖質 0.0g　たんぱく質 0.0g

スッとするミントには、鎮静作用があり、眠りを誘う働きが。カモミールと合わせてスイッチを切り替えれば睡眠モードに。

材料

- カモミールティー（ティーバッグ）…1個
- 熱湯…200ml
- ミント…3g

作り方

カップにカモミールティー（ティーバッグ）を入れて熱湯を注ぎ蓋をして1分蒸らし、ミントを加える。

MEMO

ミントには消化をサポートする作用もあるので、食べすぎた夜や、お腹が重く感じる夜に飲むとスッキリして眠りにつきやすい状態に。

はちみつレモン水

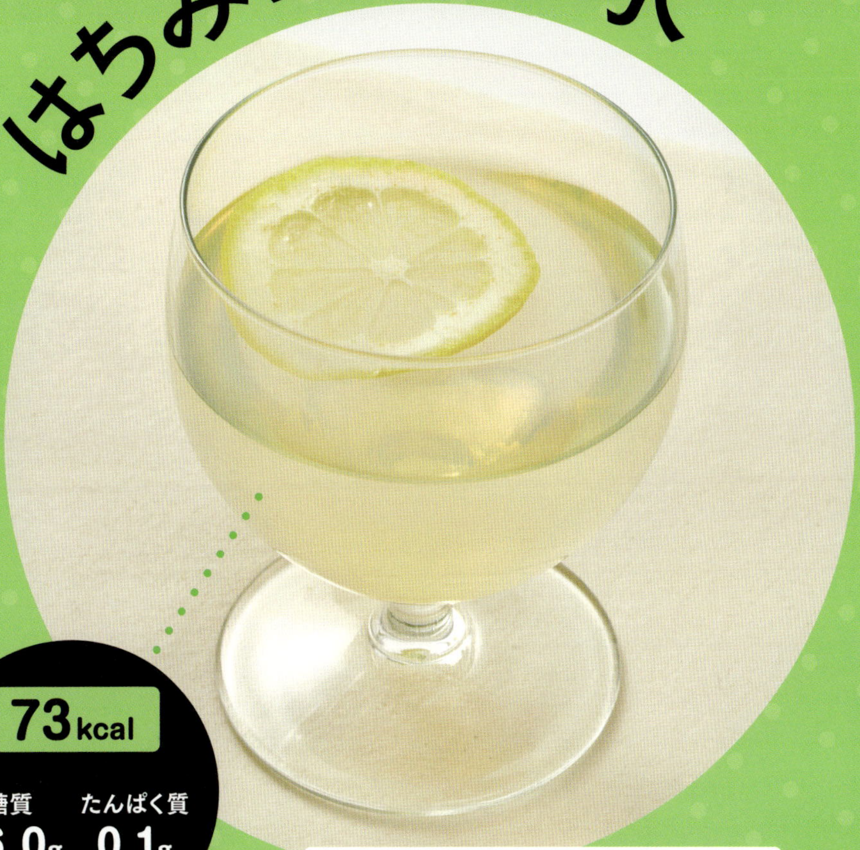

73kcal

糖質	たんぱく質
16.0g	0.1g

レモンに含まれるリモネンには不安やストレスを緩和させる働きが。はちみつの穏やかな甘さとあいまって気持ちを穏やかにしてくれます。

材料

- はちみつ…大さじ1
- レモン果汁…大さじ1
- レモンスライス…1枚
- 水…150ml

作り方

グラスにはちみつ・レモン果汁を入れて水を注ぎ、レモンスライスを入れる。

きなこ豆乳

お腹が空いて眠れない時におすすめなのがホット豆乳。きなこを加えると香ばしさも増し、お腹も気持ちも満たされて深い眠りに。

材料

- 無調整豆乳…150ml
- きなこ…大さじ1
- シナモン…少々

作り方

カップに豆乳を入れて電子レンジで1分半温め、きなこを加えて溶きまぜ、シナモンをふる。

88kcal

糖質 1.7g

たんぱく質 6.9g

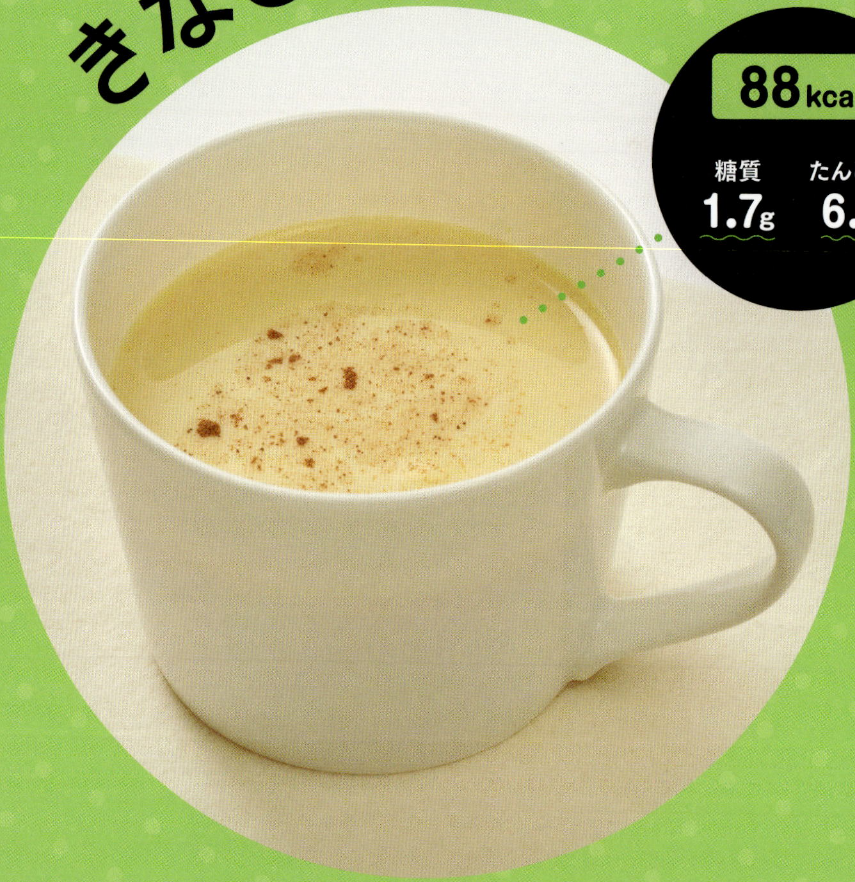

生姜湯

1kcal

糖質 0.1g　たんぱく質 0.0g

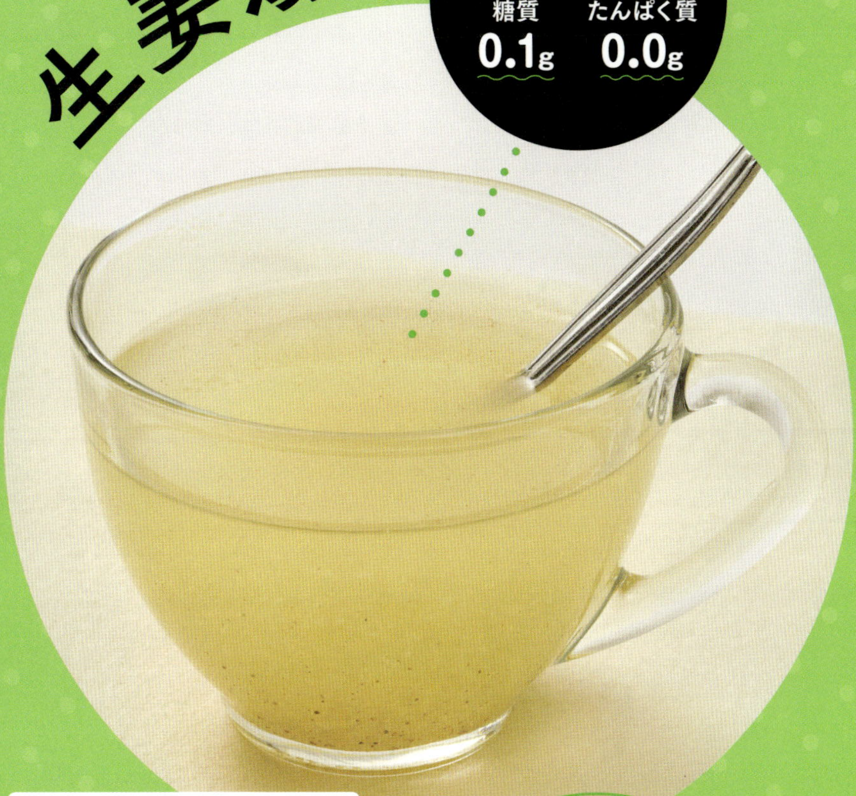

体を温め、血行を促す生姜は寝る前のドリンクにうってつけ。体の末端まで温めるヒハツも加えれば最高の安眠ドリンクの完成！

材料

- 生姜…チューブ小さじ1
- 白湯…150ml
- ヒハツ…少々

（お好みではちみつ大さじ1）

作り方

カップに生姜・お好みではちみつを入れて白湯を注ぎ、ヒハツをふり入れる。

MEMO

ヒハツはダイエットサプリにもよく使われるスパイス。血圧が高めの時やむくみが気になる時にもおすすめ。シナモンのように肉の臭み消しなど料理に使うのも◎。

ホットラッシー

114kcal

糖質 **11.3g** たんぱく質 **5.4g**

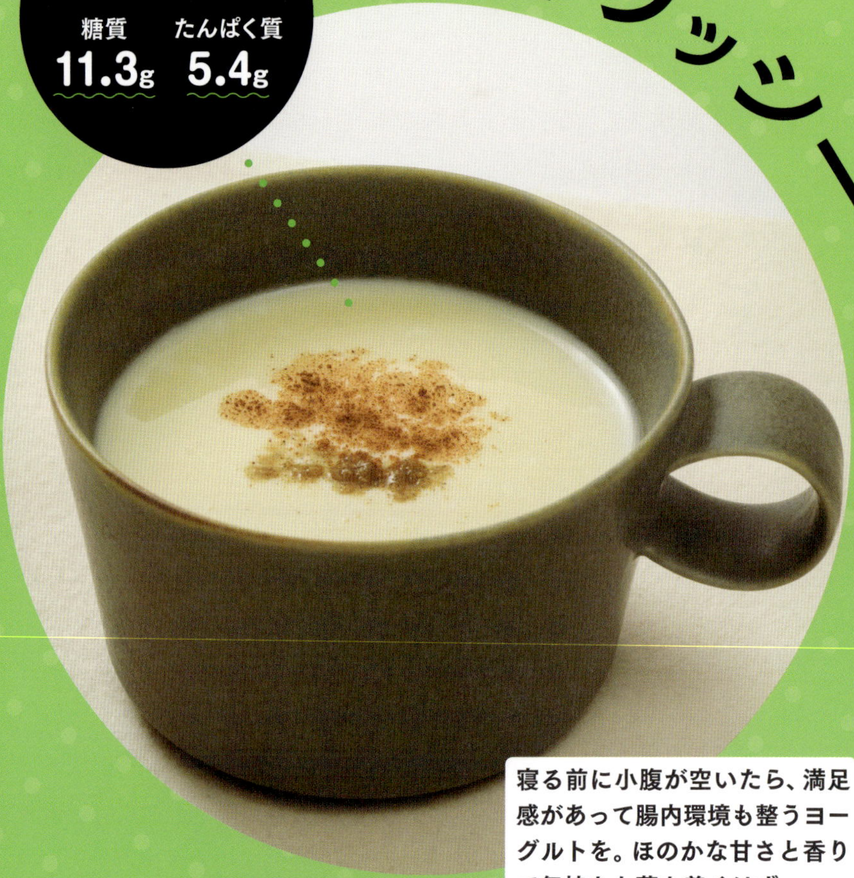

寝る前に小腹が空いたら、満足感があって腸内環境も整うヨーグルトを。ほのかな甘さと香りで気持ちも落ち着くはず。

材料

- ヨーグルト…80g
- 無調整豆乳…80ml
- はちみつ…大さじ1/2
- シナモン…少々
- カルダモン…少々

作り方

カップにヨーグルトと豆乳、はちみつを入れて、電子レンジで1分半温め、シナモンとカルダモンをふり入れる。

MEMO

甘いものが欲しくなったら、砂糖よりはちみつをチョイス。血糖値に影響を与えにくく、ミネラルも含むはちみつの方がベターです。

ホットトマトジュース

トマトジュースを温めてスパイスをひとふりすると、あっという間に腹ごたえあるスープに。シナモンの香りでリラックスして深く眠れそう。

材料

- トマトジュース…150ml
- シナモン…少々

作り方

カップにトマトジュースを入れて電子レンジで1分半温め、シナモンをふり入れる。

MEMO

トマトに含まれるGABAには睡眠の質をUPさせる働きが。また、シナモンは血流を促したり気持ちを鎮めてくれるリラックス効果抜群なので常備したいスパイス。

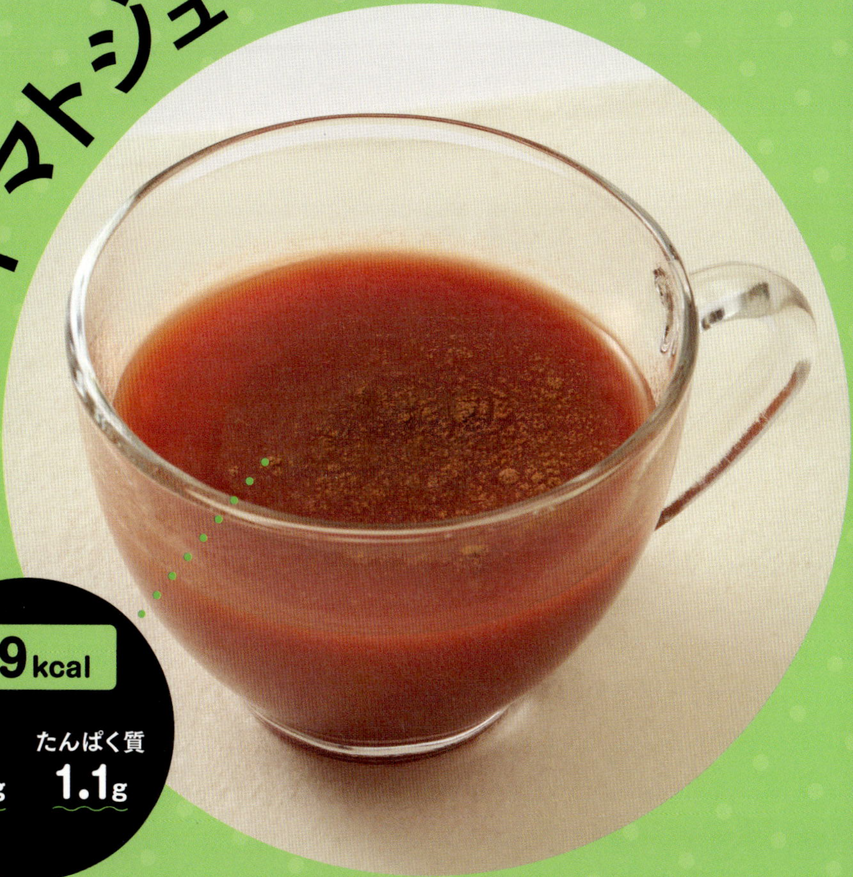

29kcal

糖質 0.0g　たんぱく質 1.1g

あおさ汁

29kcal

糖質 1.7g　たんぱく質 1.8g

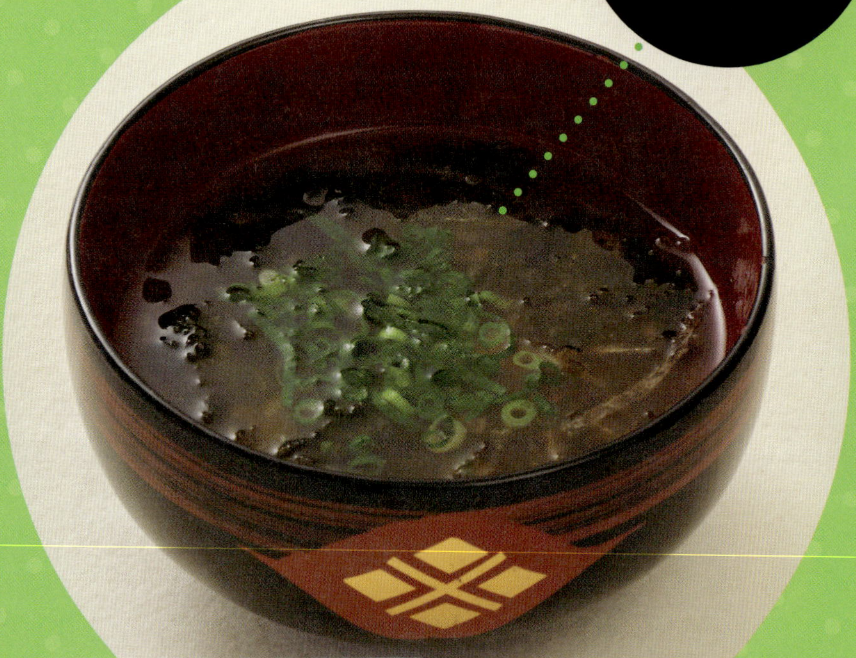

空腹感を紛らわせつつ眠りを誘うなら、味噌汁がベスト。発酵食品である味噌に食物繊維をプラスし、腸活にもぴったりなドリンクに。

材料

- 味噌玉…1個
- 糸寒天…1g
- あおさ…ひとつまみ
- 刻みねぎ…適量
- 熱湯…150ml

作り方

お椀に味噌玉・糸寒天・あおさを入れて熱湯を注ぎ入れて、味噌玉を溶きながらまぜ、刻みねぎを加える。（※味噌玉の作り方はp95参照）

MEMO

快眠のためにはお腹が空っぽのほうがいいけれど、空腹が気になって眠れなければ逆効果。ちょこっと味噌汁で体と気持ちを温めるのがおすすめ。

ヨーグルトコーヒー

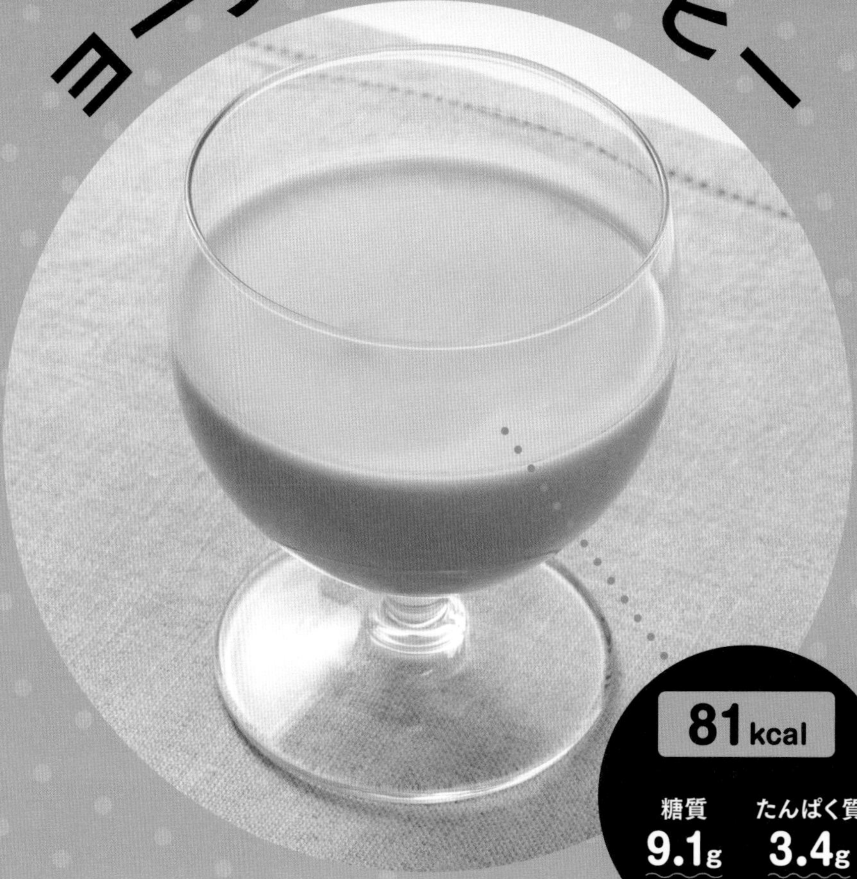

81kcal

糖質	たんぱく質
9.1g	3.4g

ベトナムで人気のヨーグルトコーヒーは、酸味と苦みのハーモニーが意外な美味しさ。腸活しつつスッキリ目覚められます。

材料

- アイスコーヒー…50ml
- ヨーグルト…100g
- はちみつ…小さじ1

作り方

グラスにコーヒー・ヨーグルト・はちみつを入れてよくまぜる。

MEMO

ヨーグルトコーヒーは、ベトナムだと練乳や砂糖を入れるけれど、強い甘さに舌が慣れて鈍感になるのではちみつで代用。穏やかな甘さでビタミンやミネラル豊富なパーフェクトフードです。

25kcal

糖質 7.3g　たんぱく質 0.6g

ココアミント

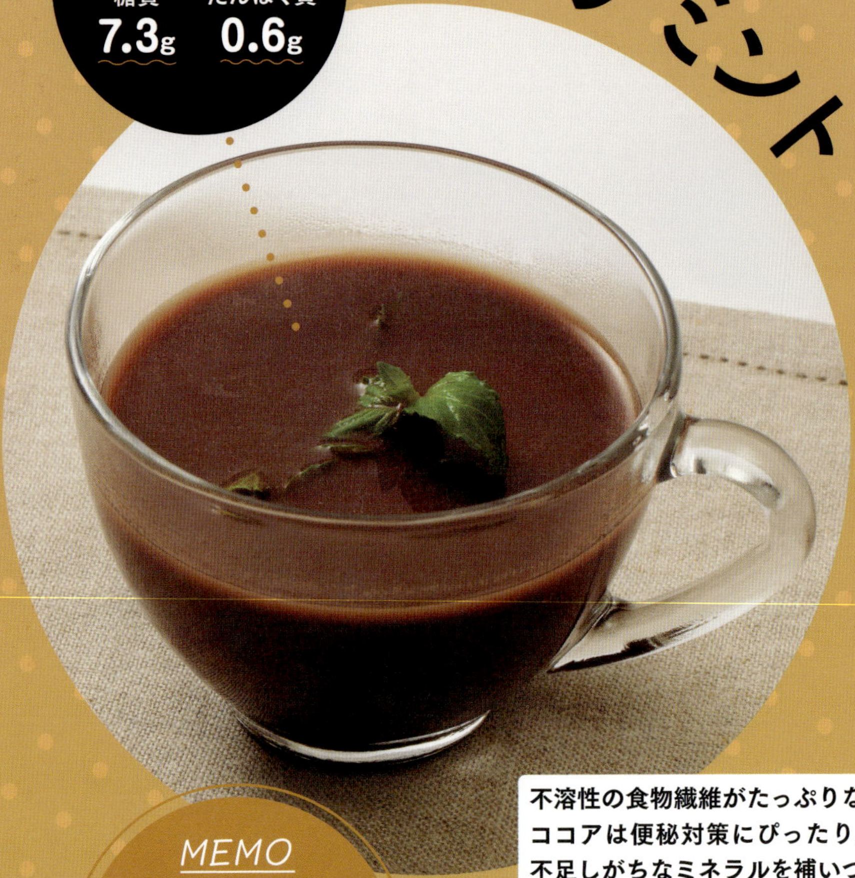

不溶性の食物繊維がたっぷりなココアは便秘対策にぴったり。不足しがちなミネラルを補いつつミントの香りで頭もスッキリ！

材料

- ココア…小さじ2
- 熱湯…150ml
- オリゴ糖…小さじ1
- ミントの葉…適量

作り方

カップにココアを入れて熱湯を少しずつ加えて溶かしまぜる。オリゴ糖とミントを加える。

MEMO

カリウムやマグネシウム、鉄、亜鉛などミネラル豊富なココア。善玉菌を増やすオリゴ糖と組み合わせれば最高の腸活に。

豆乳スープ

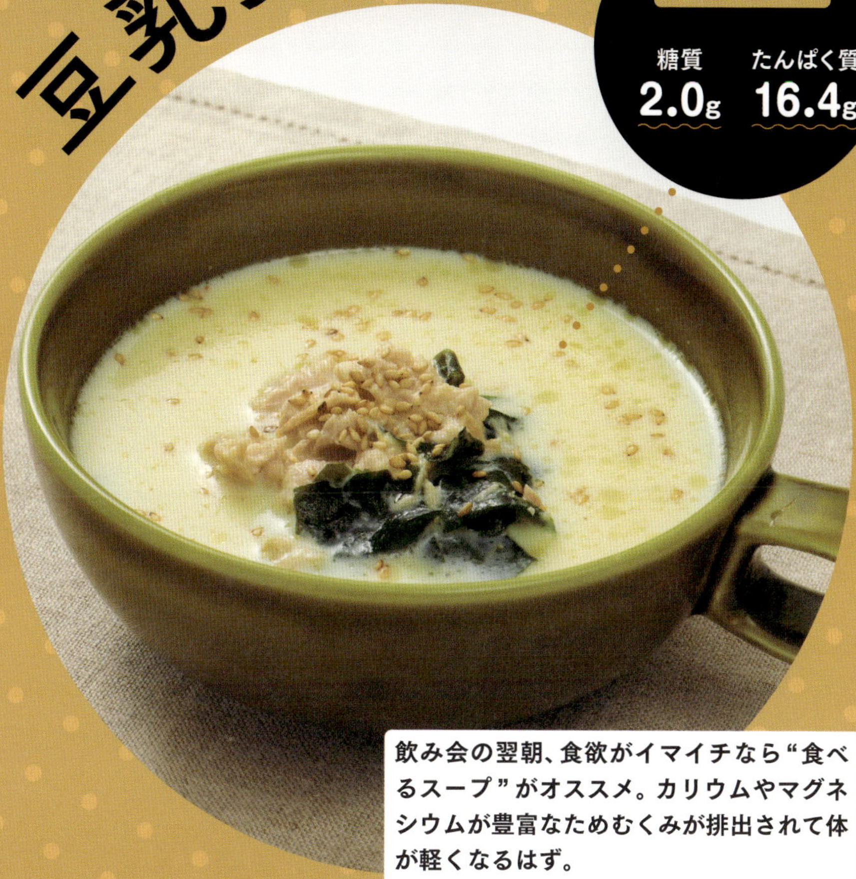

154kcal

糖質 **2.0g**　たんぱく質 **16.4g**

飲み会の翌朝、食欲がイマイチなら“食べるスープ”がオススメ。カリウムやマグネシウムが豊富なためむくみが排出されて体が軽くなるはず。

材料

- ツナ水煮缶…1缶
- 鶏がらスープの素…大さじ1/2
- 乾燥わかめ…ひとつまみ
- 無調整豆乳…200ml
- ごま油…小さじ1/4
- ごま…少々

作り方

スープカップに、缶汁を切ったツナ・鶏がらスープの素・乾燥わかめ・豆乳を入れてふんわりとラップをかけて電子レンジで2分半温める。仕上げにごま油を回しかけ、ごまをふる。

MEMO

カップ1つ、道具不要で作れるスープは食べる時間がない時の心強いサポーター。たんぱく質もしっかり摂れます。

スパイスりんご酢ソーダ

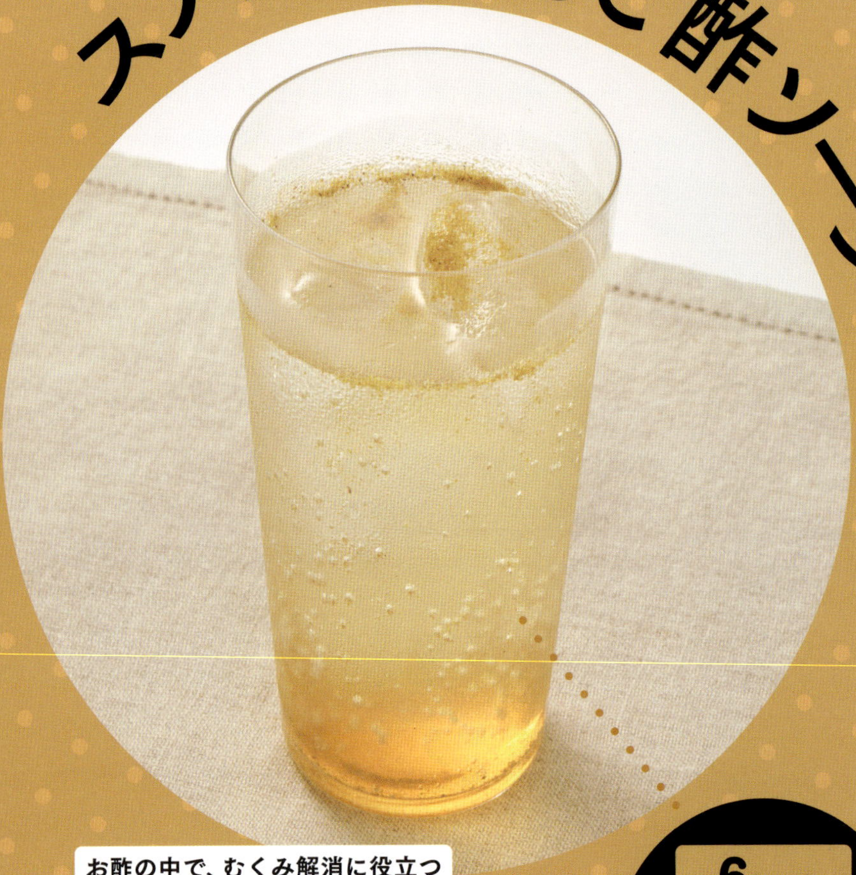

お酢の中で、むくみ解消に役立つカリウムが群を抜いて多いりんご酢。スパイスで脂肪蓄積を防ぎつつ、しゃきっとします！

6kcal

糖質 0.1g　たんぱく質 0.1g

材料

- りんご酢…大さじ1
- 炭酸水…150ml
- ヒハツ・クミン…各少々

作り方

グラスにりんご酢を入れ炭酸水を注ぎ、ヒハツ・クミンをふり入れる。

ジンジャールイボスティー

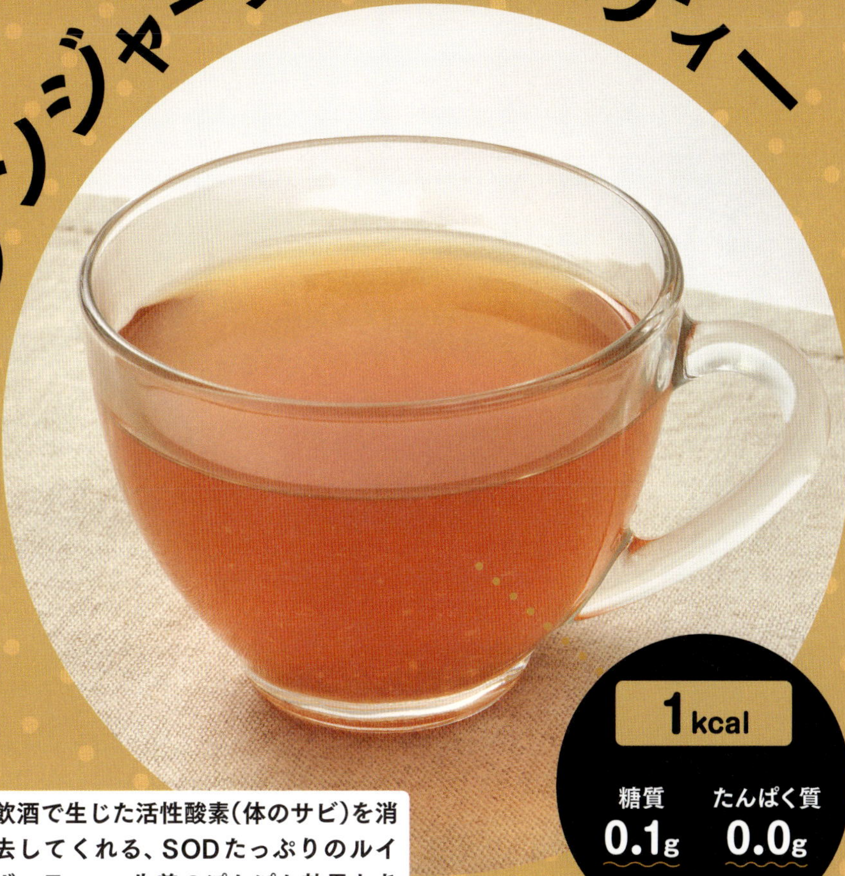

1kcal

糖質	たんぱく質
0.1g	0.0g

飲酒で生じた活性酸素(体のサビ)を消去してくれる、SODたっぷりのルイボスティー。生姜のぽかぽか効果もあるいたわりドリンク。

材料

- ルイボスティー(ティーバッグ)…1個
- 熱湯…200ml
- 生姜チューブ…小さじ1/2
（お好みではちみつ小さじ1）

作り方

ティーカップにルイボスティー(ティーバッグ)を入れて熱湯を注ぎ、蓋をして1分蒸らす。ティーバッグを取り出し、生姜を加えお好みではちみつをまぜる。

MEMO

アルコールを分解する過程で生じる活性酸素は、細胞を傷つけ老化を早める悪しき存在。しかも脂肪の分解を抑制してしまうので、ダイエットにはSOD摂取が欠かせません。

65kcal

糖質 1.4g　たんぱく質 5.2g

黒豆茶の豆乳ラテ

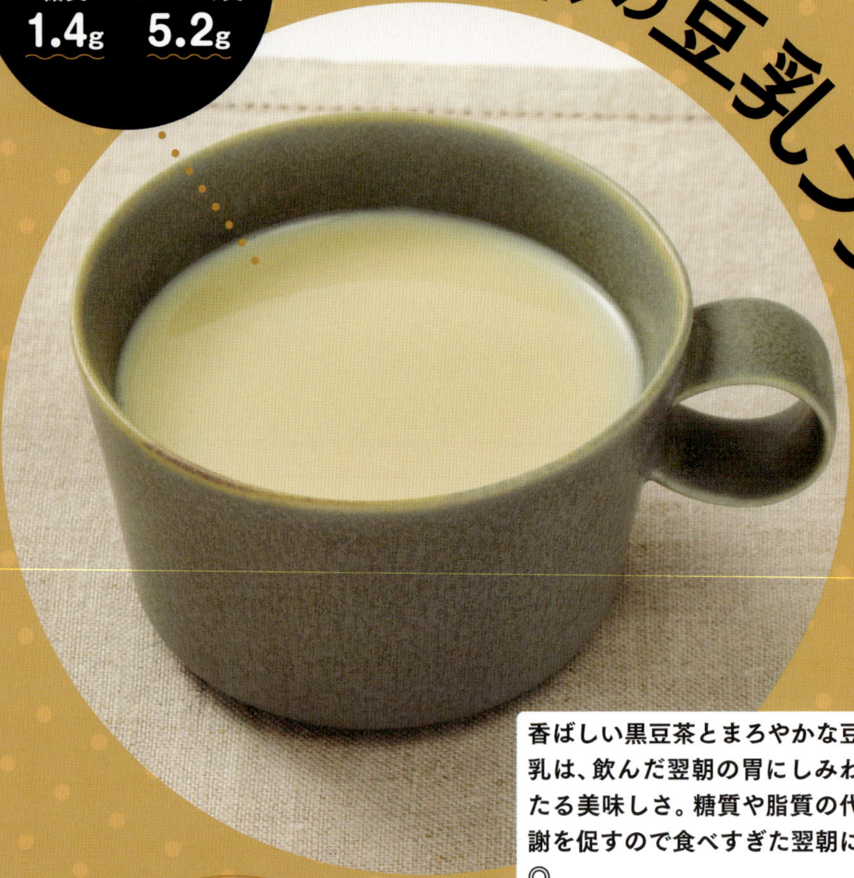

香ばしい黒豆茶とまろやかな豆乳は、飲んだ翌朝の胃にしみわたる美味しさ。糖質や脂質の代謝を促すので食べすぎた翌朝に◎。

材料

- 黒豆茶（ティーバッグ）…1個
- 熱湯…大さじ3
- 無調整豆乳…150ml

作り方

カップに黒豆茶（ティーバッグ）を入れて、熱湯を注ぎ蓋をして5分蒸らす。豆乳を加えて電子レンジで1分温め、ティーバッグを取り出す。

MEMO

黒豆茶に含まれるポリフェノールは肝機能をサポートしてくれるので、二日酔い予防やデトックスにぴったり。ビタミンB群も豊富。

梅生姜スープ

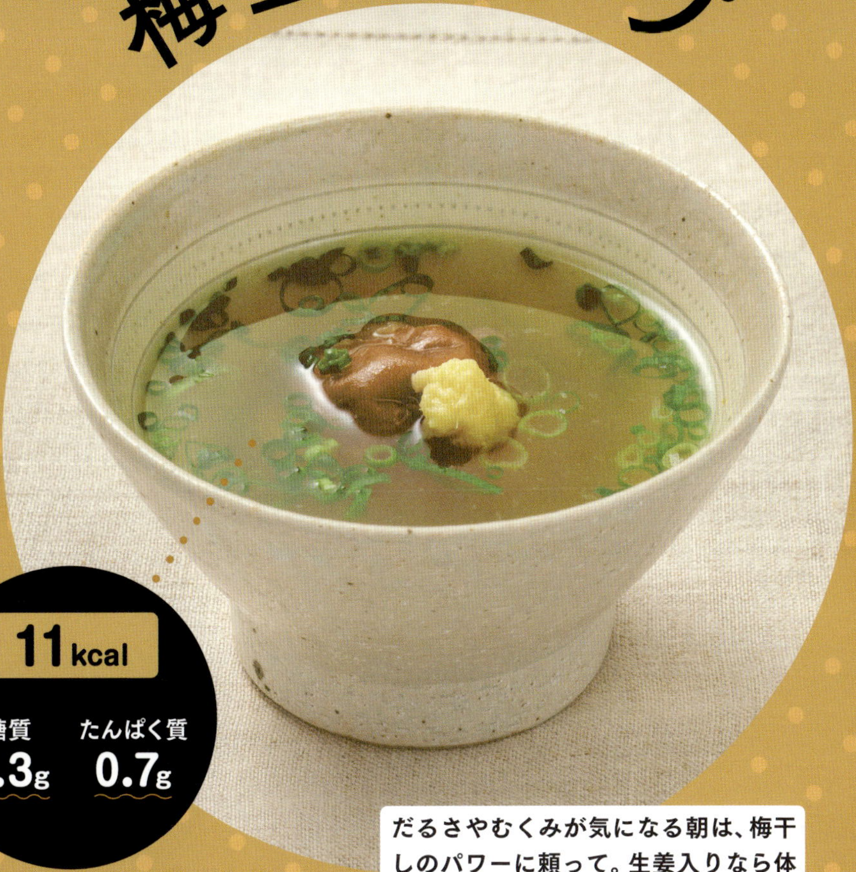

11kcal

糖質 **0.3g**　たんぱく質 **0.7g**

だるさやむくみが気になる朝は、梅干しのパワーに頼って。生姜入りなら体がぽかぽかと温まり、1日頑張るスイッチが入ります。

材料

- 生姜チューブ…小さじ1/2
- 刻みねぎ…適量
- 梅干し…1個
- 和風顆粒だし…小さじ1
- 熱湯…180ml

作り方

汁椀に、生姜チューブ・刻みねぎ・梅干し・顆粒だしを入れて熱湯を注ぎ入れる。

MEMO

梅干しに含まれるピクリン酸は胃の修復を促したり肝臓をサポートしたりと大活躍。お酒好きなら常備しておきたい食材。

大根おろしスープ。

44kcal

糖質 0.5g　たんぱく質 2.0g

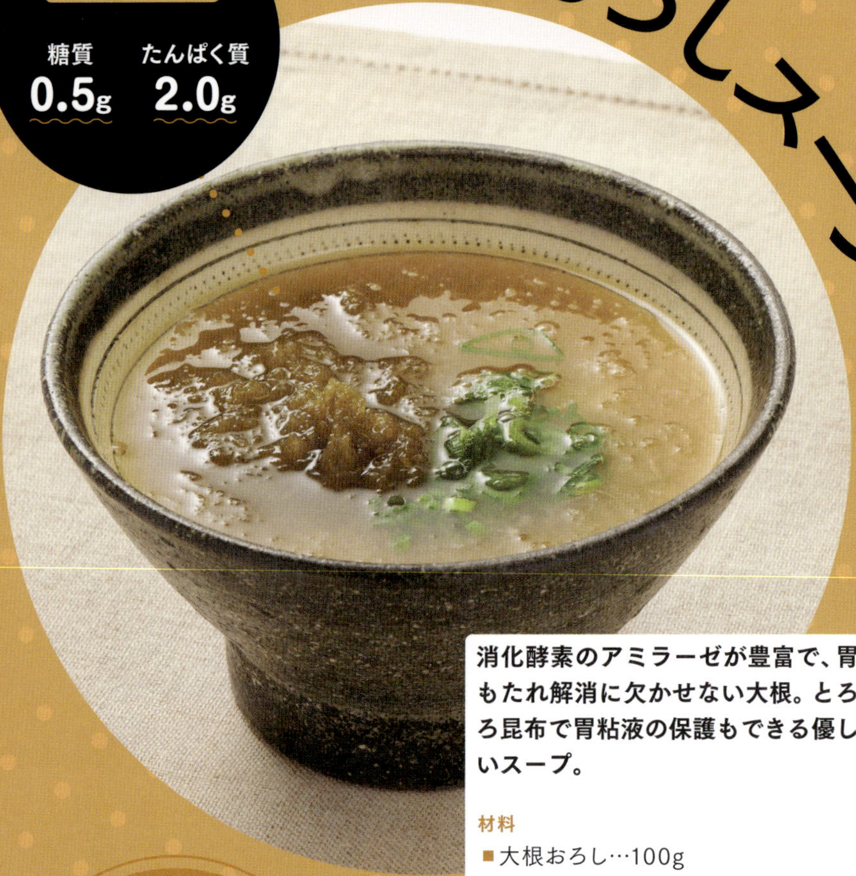

消化酵素のアミラーゼが豊富で、胃もたれ解消に欠かせない大根。とろろ昆布で胃粘液の保護もできる優しいスープ。

材料

- 大根おろし…100g
- とろろ昆布…2g
- 薄口醤油…大さじ1
- 刻みねぎ…適量
- 和風顆粒だし…小さじ1
- 熱湯…150ml

作り方

汁椀に大根おろし・とろろ昆布・薄口醤油・刻みねぎ・顆粒だしを入れて熱湯を注ぐ。

MEMO

ねばねば成分に水溶性の食物繊維が豊富なとろろ昆布。カリウムも豊富なので、食べすぎ・飲みすぎた後の排出サポートに◎。

梅流し風スープ

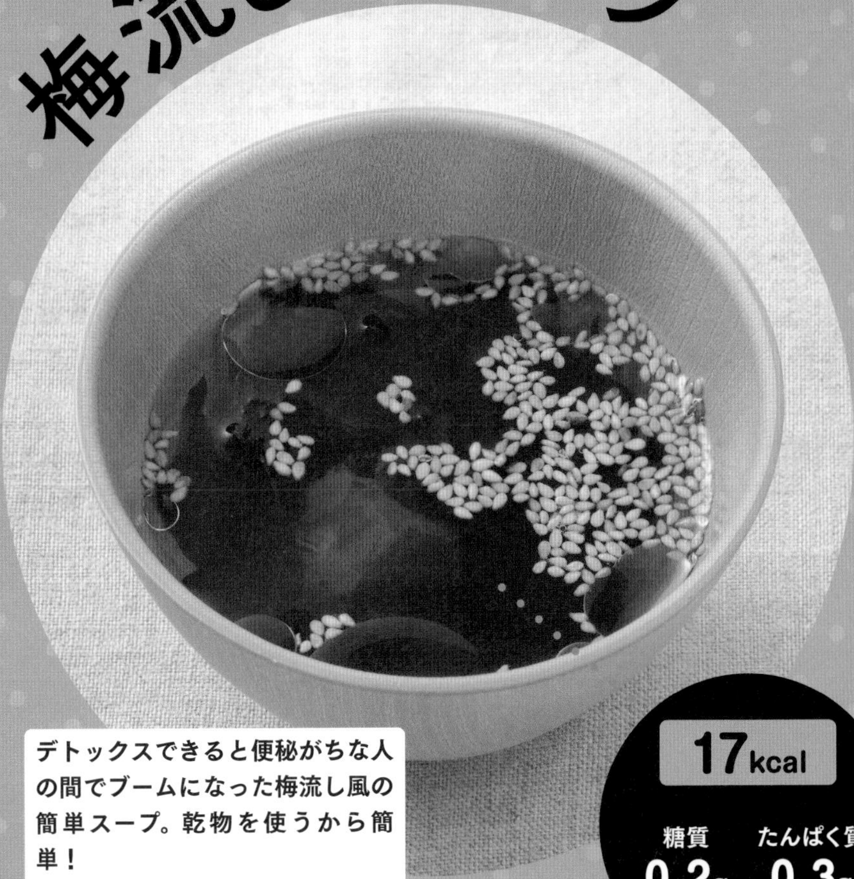

デトックスできると便秘がちな人の間でブームになった梅流し風の簡単スープ。乾物を使うから簡単！

17kcal

糖質 0.2g　たんぱく質 0.3g

材料

- 梅干し…1個
- 乾燥わかめ…ひとつまみ
- 塩昆布…ひとつまみ
- 白ごま…少々
- りんご酢…小さじ1
- ごま油…小さじ1/4
- 熱湯…180ml

作り方

お椀に、梅干し・乾燥わかめ・塩昆布・白ごま・りんご酢・ごま油を入れて熱湯を注ぐ。

MEMO

梅干しとりんご酢のデトックス効果で、不要なものを排出しながらミネラルを補給。疲れが溜まった日のおやつ代わりにも。

りんご酢の豆乳割

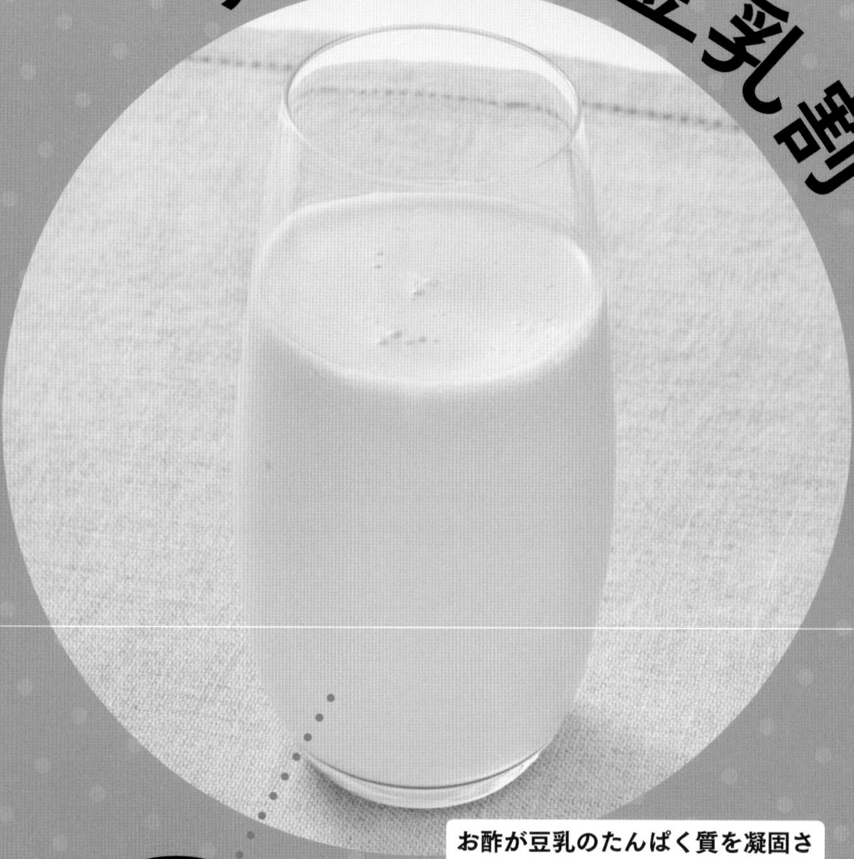

92kcal

糖質 1.9g
たんぱく質 7.0g

お酢が豆乳のたんぱく質を凝固させるので、とろみがあって口当たりのいいドリンク。脂肪の蓄積やむくみの対策におすすめ。

材料

- りんご酢…大さじ1
- 無調整豆乳…200ml

作り方

グラスにりんご酢を入れて、豆乳を注ぎ入れまぜる。

PART 3

「瞬飲ドリンク」痩せ効果UP食材

瞬飲ドリンクダイエットの効果を上げる食材の数々を紹介します。

4大調味料

1 りんご酢

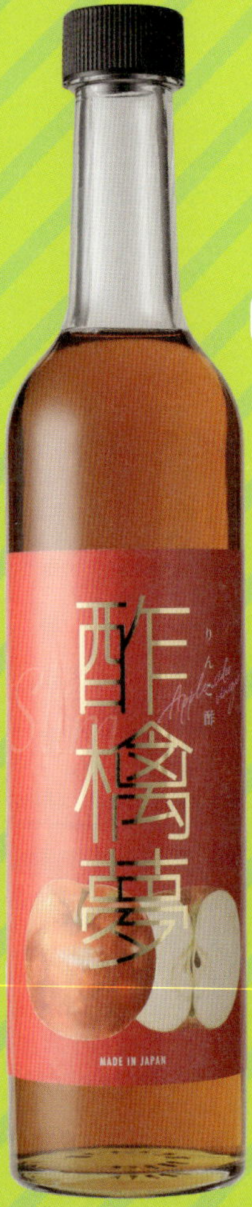

マイルドで甘みがあるりんご酢はドリンクにぴったり。りんご酢に含まれる酢酸は脂肪を燃やす、血糖値上昇を抑えるなどダイエット効果が抜群！

2 エリスリトール

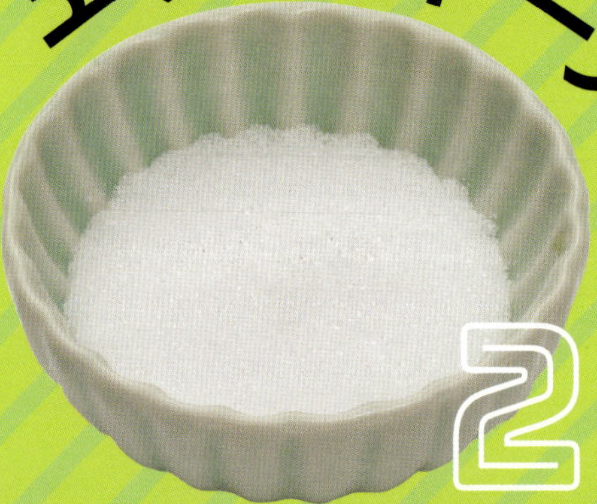

トウモロコシを主成分として作られる、血糖値が上がりにくい甘味料。カロリーゼロなのにきちんと甘みがあるのでドリンクの甘みづけに最適。

3 はちみつ

カリウムやカルシウム、マグネシウムなどミネラルが豊富で、しかも血糖値を上げにくい低GI食品。砂糖を添加していない純粋はちみつを選んで。

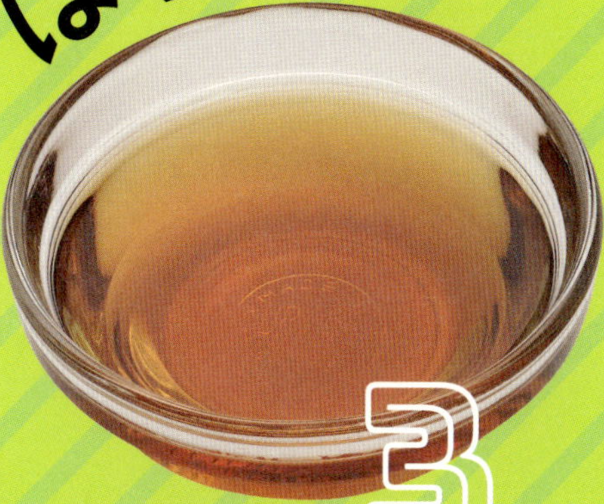

4 味噌

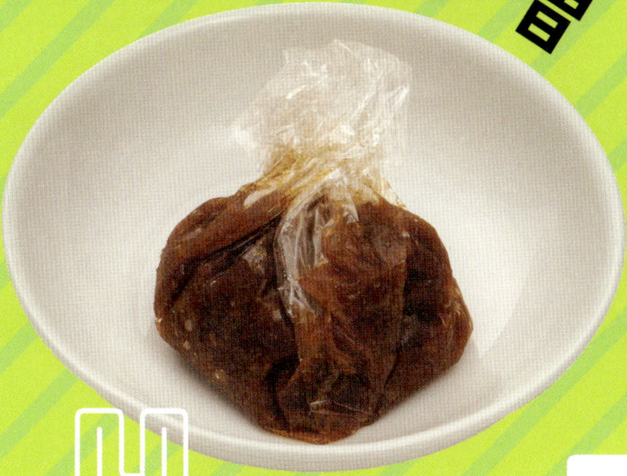

“飲む美容液”といわれるほど美容効果抜群なのが味噌汁。大豆のたんぱく質はもちろん、ビタミンB群やイソフラボンも豊富な女性の味方。

味噌玉の作り方

材料（作りやすい分量・4個分）

- お好みの味噌…60g
- 和風顆粒だし…大さじ1

作り方

味噌と顆粒だしをよくまぜ合わせる。4等分にして、1個ずつラップで包む。冷凍庫で保管する。

6大スパイス

1 シナモン

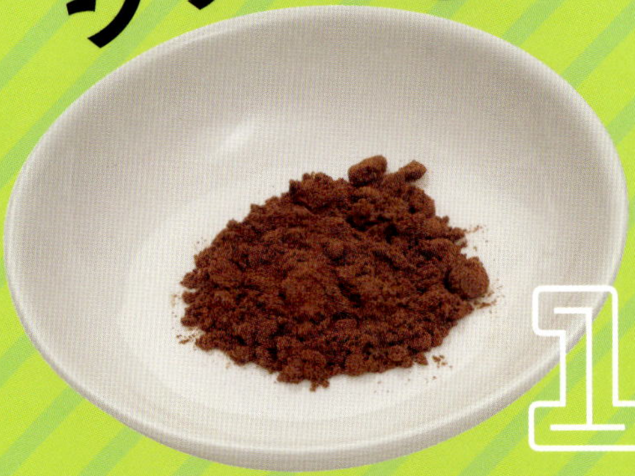

シナモンに含まれるシンナムアルデヒドには血行や脂肪燃焼を促す作用が。甘い香りでお茶や肉料理との相性も抜群なので常備しておくと何かと便利です。

2 ヒハツ

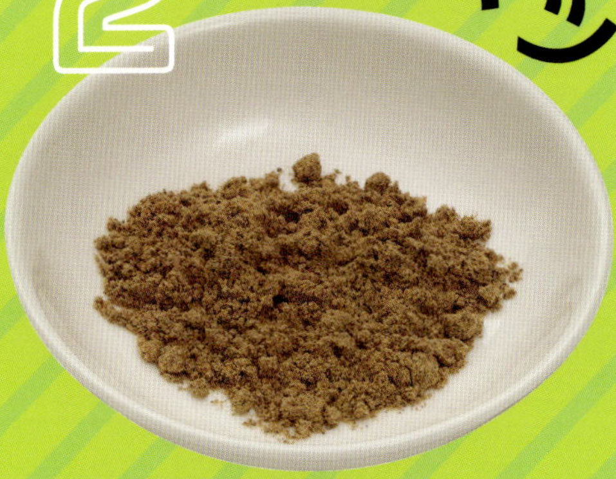

独特のピリッと感がありつつ甘い香りで、ドリンクに変化をつけやすいヒハツ。体温を上げたり、むくみを防いだりする作用に優れたダイエットの頼もしい味方。

4 梅干し

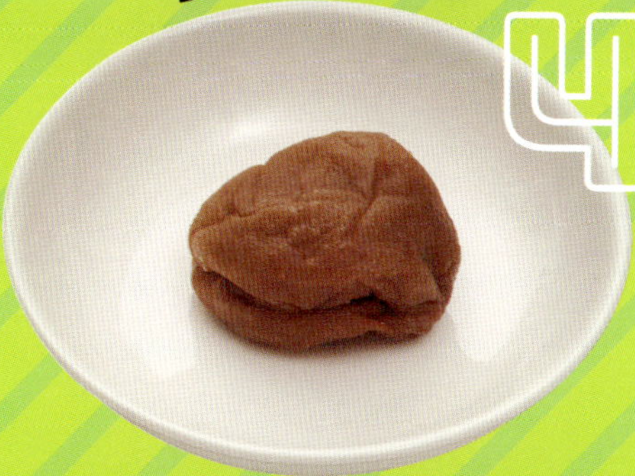

梅干しのバニリンには脂肪細胞に刺激を与える作用が。血糖値の上昇を防ぐオレアノール酸も豊富。甘味料や添加物を使用していないものを選んで。

3 クミン

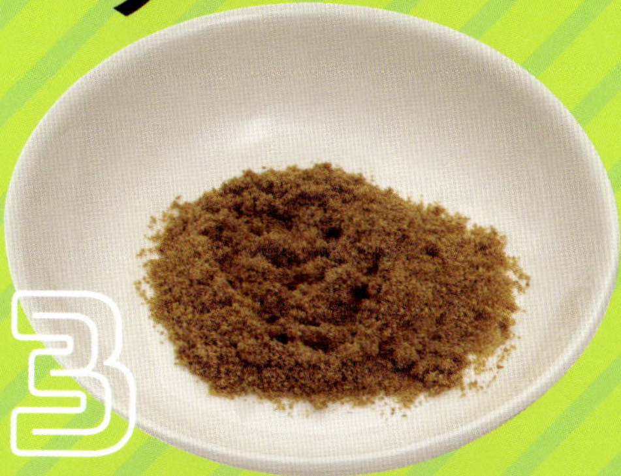

ビタミンA・C・EやB_2、さらにミネラルも含むクミン。胃腸に溜まったガスの排出を促す効果があり便秘に悩む人には特におすすめのスパイス。

6 カルダモン

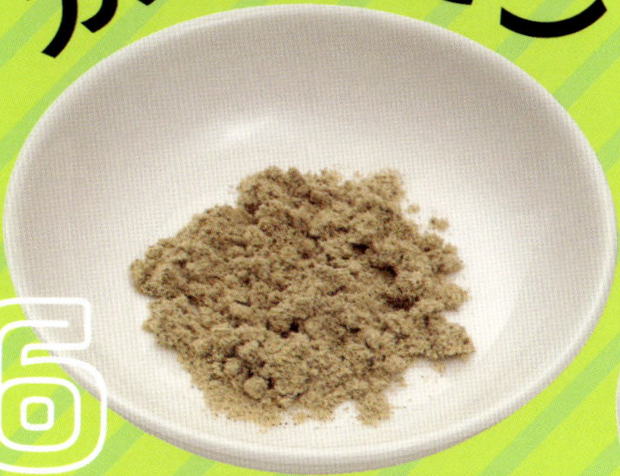

新陳代謝を高め、脂肪を減らす効果のあるカルダモン。カレーはもちろん、お茶など普段のドリンクにも取り入れると血の巡りがよくなります。

5 生姜

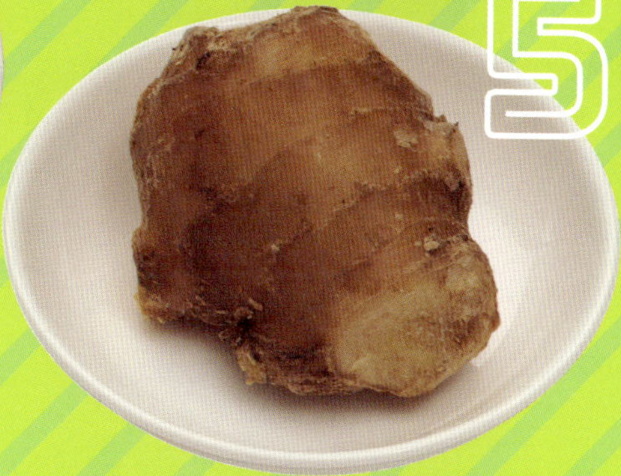

生姜の辛味成分・ジンゲロールは血行や代謝をUPさせるので、冷えやむくみ太り対策にぴったり。東洋医学ではイライラ対策にも最適です。

7大乾物

きなこ 1

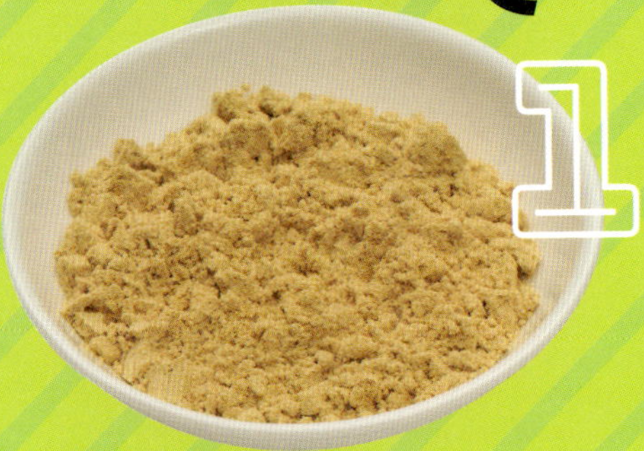

たんぱく質豊富なきなこ。ビタミンB群や鉄分、マグネシウムなど、代謝UP成分も豊富で手軽に摂れるダイエットの必需品。

こんぶ 3

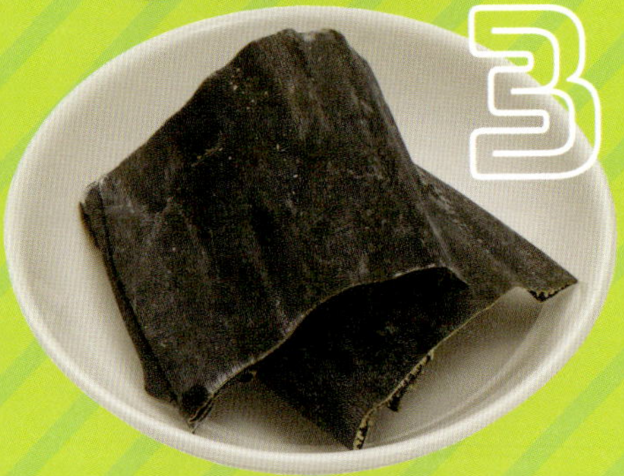

食べてもいいけれど、だしにもカリウムがたくさん溶け出て余分な水分の排出を促すこんぶ。だしにすれば、ドリンクにも料理にも活躍。

わかめ 2

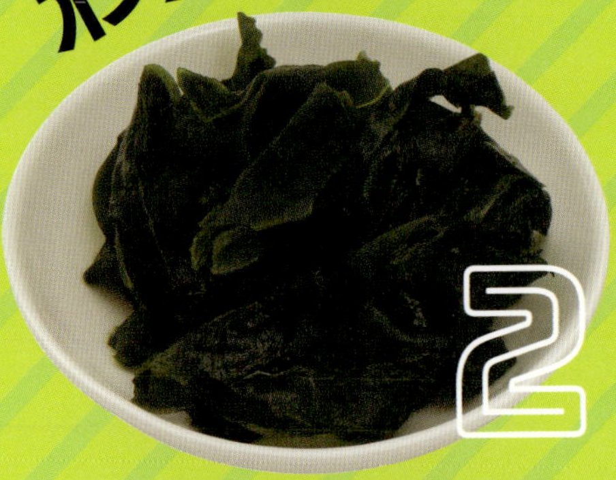

カリウムと食物繊維がたっぷりのわかめは、むくみ対策の最強フード。スープにひとつまみ加えるとダイエット効果が上がるお値打ち食材。

糸寒天 5

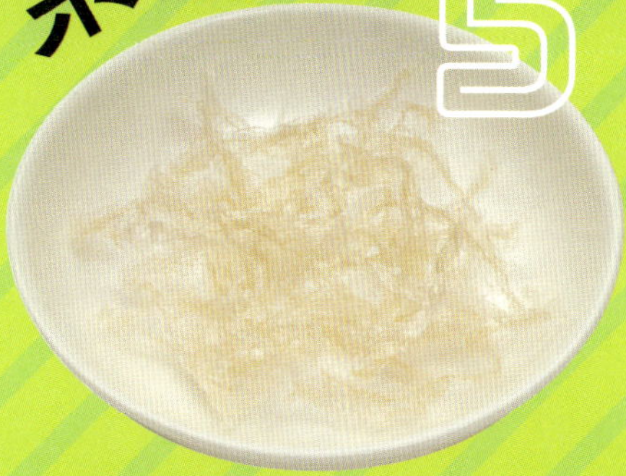

８割が食物繊維でできている糸寒天はダイエッターの心強い味方。スープ系のホットドリンクにポンと放り込むと便秘やむくみ対策にぴったり。

乾燥野菜 4

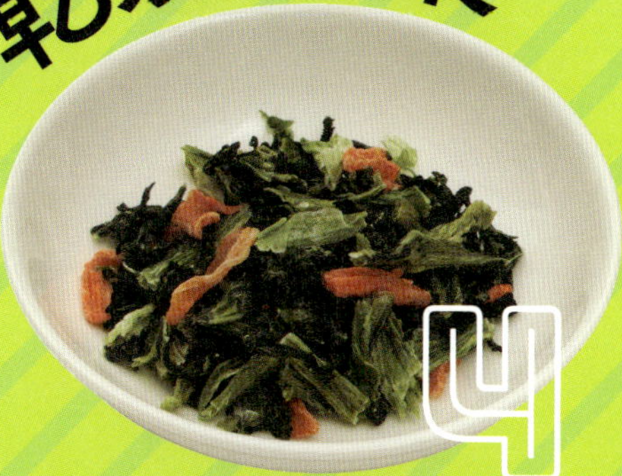

日持ちするし栄養が凝縮されている乾燥野菜はデトックスの王様。 スープにひとつまみ入れれば食物繊維やカリウムを摂取できる。

乾燥まいたけ 7

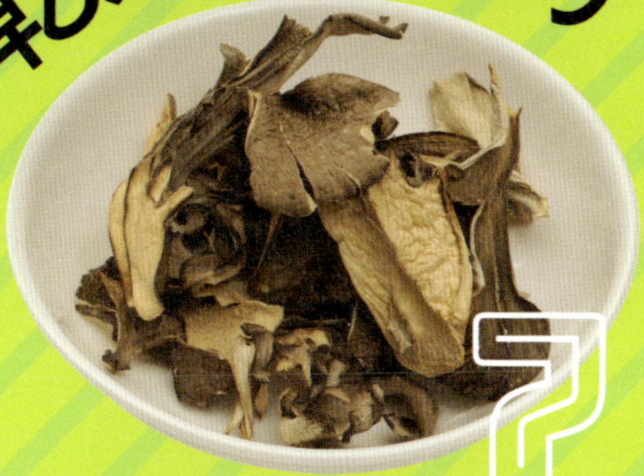

特にまいたけに多く含まれるキノコキトサンは中性脂肪を抑える効果があり最高のメタボ対策に。カルシウムの吸収を助けるビタミンＤも豊富で女性に嬉しい食材。

あおさ 6

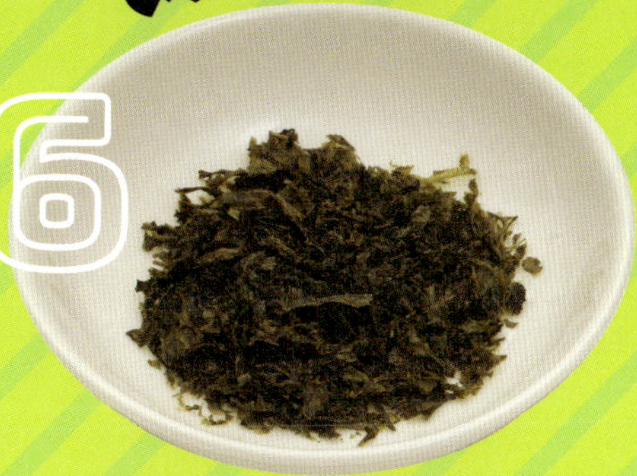

食物繊維はもちろん、カルシウムやヨウ素、鉄、マグネシウムなどミネラルがたっぷり。葉酸も豊富なのでダイエットや妊活に欠かせない栄養素の1つ。

6大フルーツ

1 トマトジュース

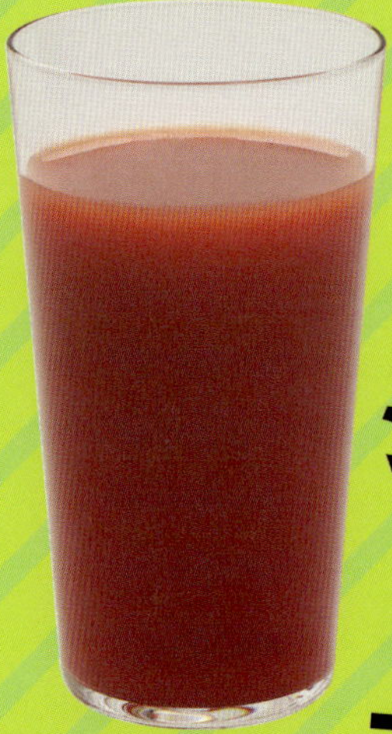

抗酸化作用が高く、基礎代謝を高めるサポートになるリコピン豊富な痩せジュース。甘みづけされているものも多いので必ず無塩・無加糖タイプを。

2 ブルーベリー

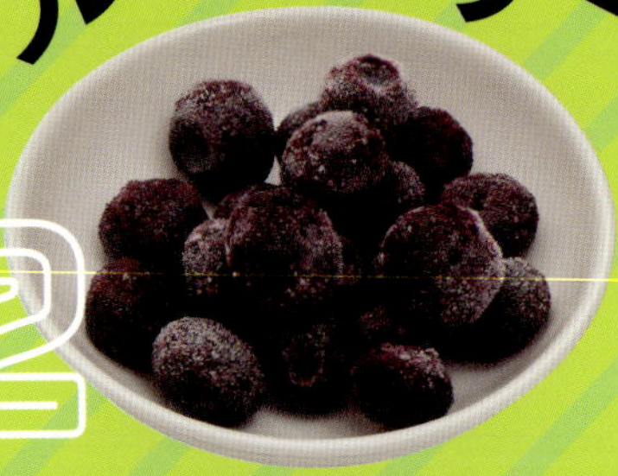

糖尿病の予防効果が高いと話題になったブルーベリー。アントシアニンは血糖値を下げるサポートにもなるので、冷凍庫にストックしておきたい食材。

3 レモン

ビタミンCは筋肉維持に役立つし、エリオシトリンという脂肪合成を抑制するポリフェノールも含有。皮も使う場合は無農薬のものをチョイス。

4 キウイ

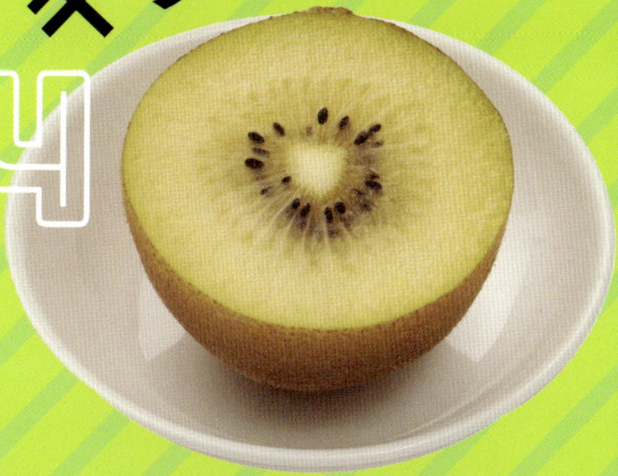

糖質が低く、ビタミンや酵素、ミネラルや食物繊維がたっぷり。食欲を抑える効果もあるので、ダイエット中でも食べられるフルーツの1つです。

5 いちご

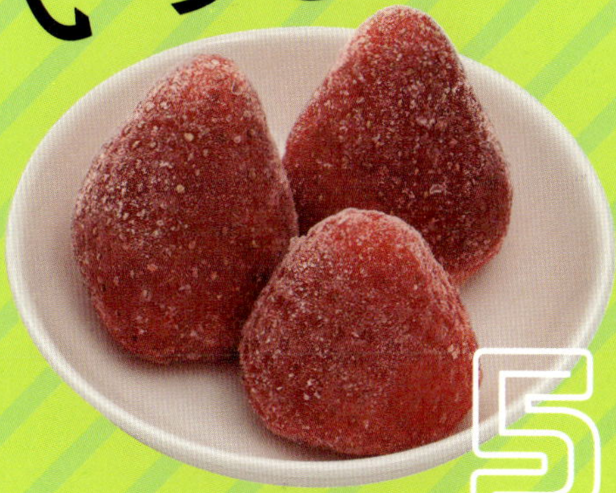

ビタミンCが豊富で、意外にもカロリーや糖質も低いいちご。食物繊維が多くて腹持ちがよく、葉酸も豊富で女性にはいいことずくめ。冷凍すれば保存も◎。

6 アボカド

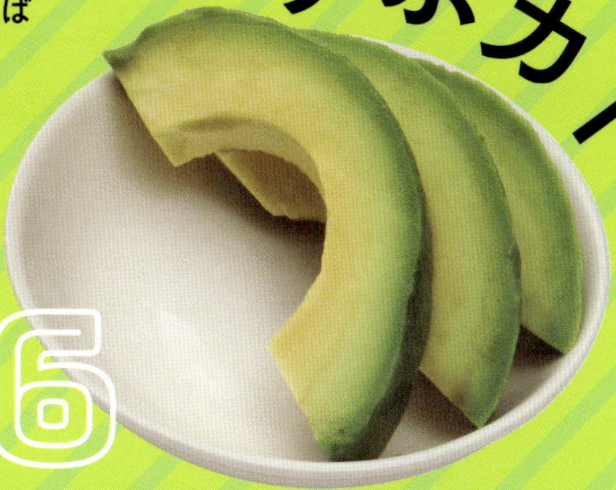

脂質が多いアボカドですが、その多くは脂肪分解を促すオレイン酸。ごぼうと同程度の食物繊維も含む優秀食材なので、きれいに痩せたいなら冷蔵庫の常連に！

5大ミネラル食材

1 ココア

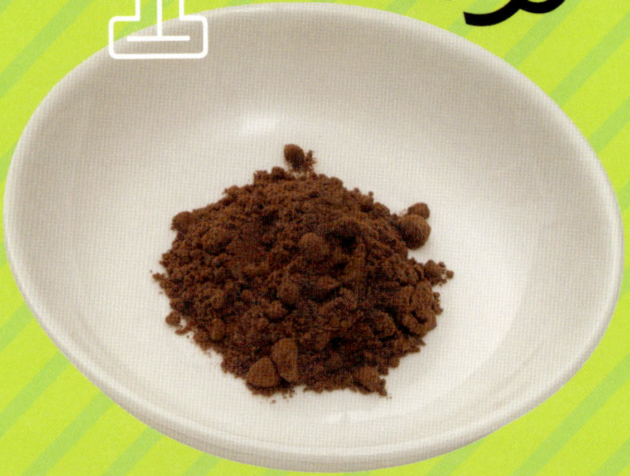

腸内の痩せ菌を増やす作用が報告されており、食物繊維も豊富なココアは奇跡のダイエットパウダー。砂糖が添加されていない純ココアを選ぶのがポイント。

2 きゅうり

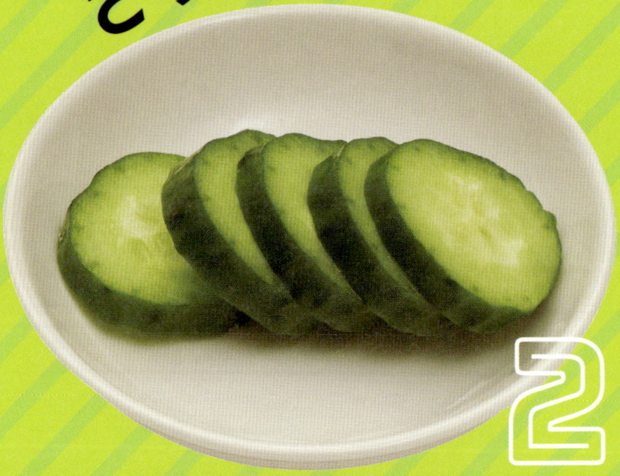

むくみを流すカリウムや、脂肪の分解をサポートする酵素・ホスホリパーゼを含むきゅうり。小腹がすいた時や食事前に摂るとダイエットが進みます。

3 パルメザンチーズ

チーズの中でも、日本人の多くに不足しているカルシウム含有量が高いのがパルメザンチーズ。粉タイプならドリンクや料理にぱっと入れられるのも◎。

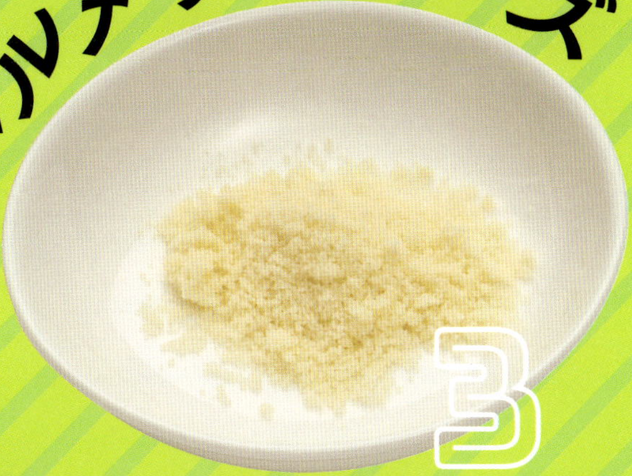

4 ヨーグルト

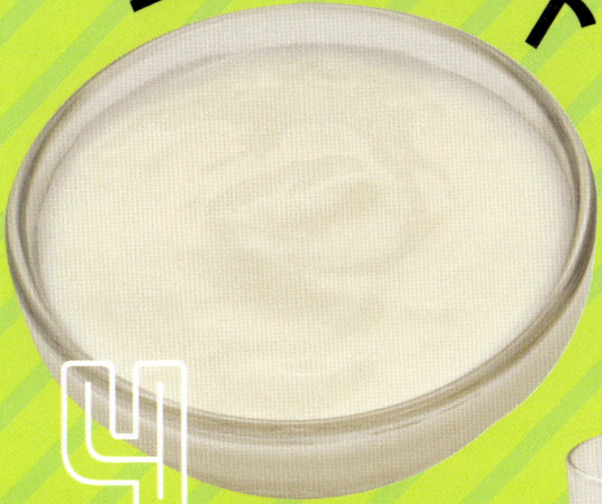

たんぱく質やカルシウム、乳酸菌などダイエットに欠かせない栄養素が豊富。脂質控えめなものは糖質量が高いことがあるので無糖のプレーンを選んで。

5 アーモンドミルク

低カロリーでたんぱく質たっぷり、満腹感を高める作用もある秀逸ドリンクで、コーヒーや紅茶との相性も抜群。砂糖が入っていないか必ずチェックを。

6大お茶

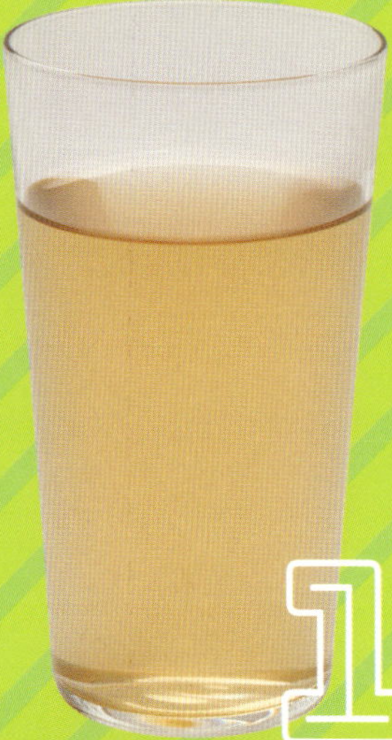

1

黒豆茶

イソフラボン効果が更年期女性に人気ですが、脂質の代謝を促すサポニンやビタミンB群も豊富。血行UP効果もあるので冷えてむくむタイプは必携。

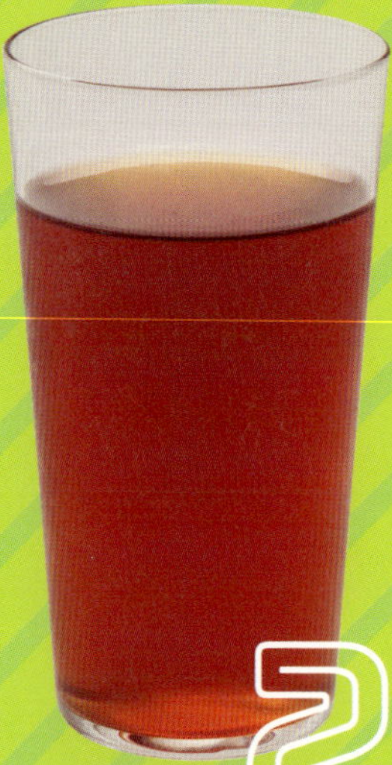

2

ルイボスティー

抗酸化作用が強く血液サラサラ効果も期待できるので、ダイエッターに特におすすめ。便秘解消にも役立つ最強のアンチエイジングドリンク。

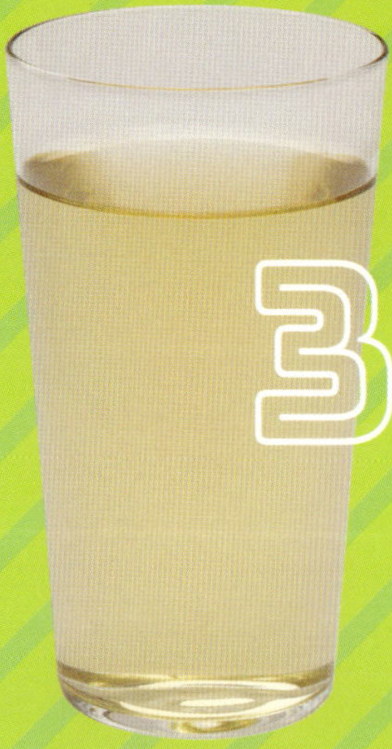

3

カモミールティー

リラックス効果で知られるお茶だけれど、実は食欲を抑制したり、内臓から体温を上げたりしてくれる効果が。寝る前にはノンカフェインのものが特におすすめ。

4 コーヒー

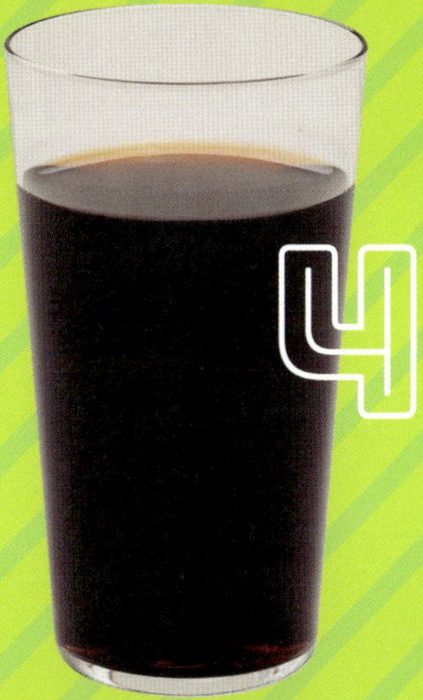

脂肪燃焼効果のあるカフェインと、脂肪蓄積を防ぐクロロゲン酸が摂れるコーヒー。カフェインの影響で覚醒効果があるので、空腹時や夕方以降は飲まないほうがベター。

5 ほうじ茶

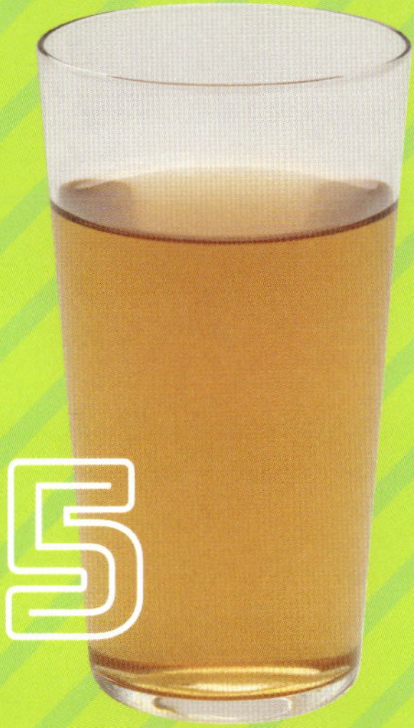

カフェインをあまり含まず、香ばしい香りでリラックスできるほうじ茶。牛乳やアーモンドミルクなどに合わせても美味しくなります。

6 緑茶(抹茶)

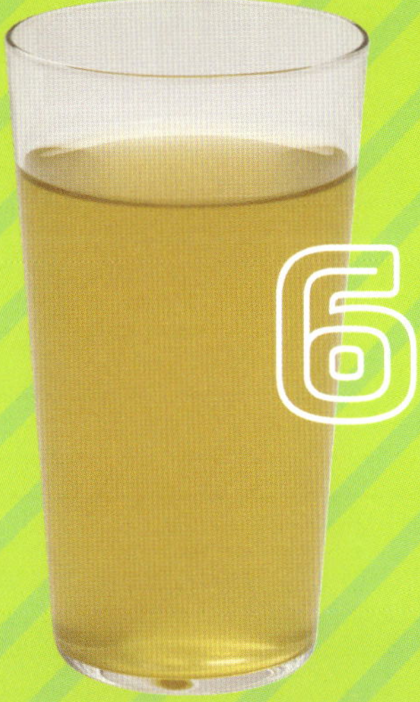

血中コレステロールを減らし、脂肪の吸収を抑える働きが認められ特定保健用食品となっている商品もある緑茶。空腹時は刺激を感じる人もいるので注意すること。

3大ベースドリンク

豆乳

イソフラボンが豊富だから、便秘がちな人にぴったりな豆乳。カフェなどでは甘味料を加えた調整豆乳が使われることが多いので、自宅で無調整を楽しんで。たんぱく質のちょい足ししてもおすすめ。

牛乳

たんぱく質やカルシウムたっぷりだけれど体質的には合わない人も多いので、その場合は乳糖やカゼインがある程度分解されたヨーグルトなどで代用を。

3

炭酸水

ガスが胃の中で充満するから空腹感を和らげる炭酸水。香りや甘みつきのものも多いので無糖無添加タイプを。また飲みすぎは体を酸性に傾けるので注意して。

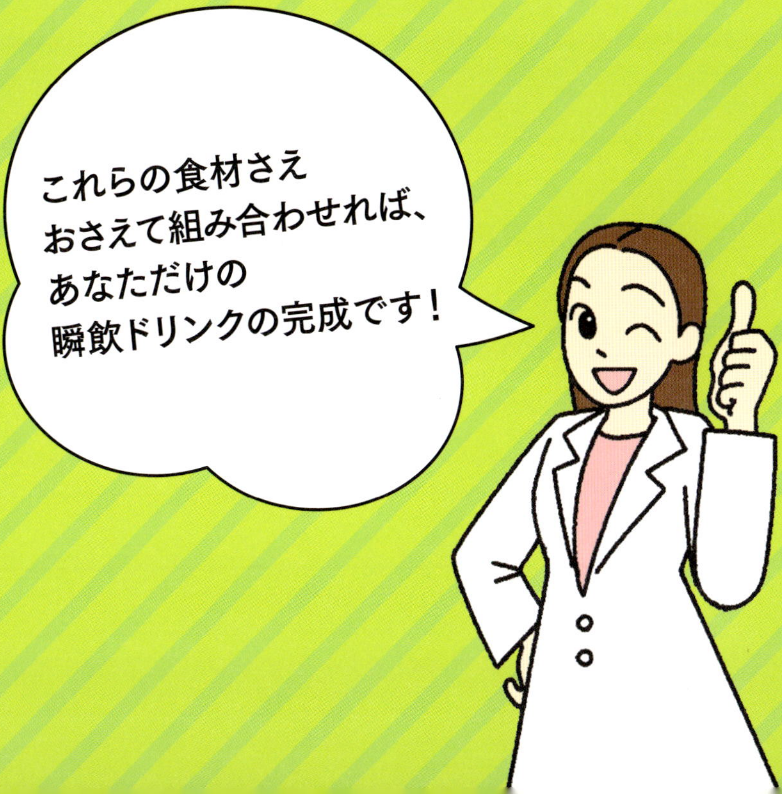
これらの食材さえ
おさえて組み合わせれば、
あなただけの
瞬飲ドリンクの完成です！

COLUMN 2

置き換えダイエットの罠

毎回、書籍を作る時には担当編集者と入念な打ち合わせをします。今回も「ドリンクで痩せる」をテーマにあれこれ楽しく考えたのですが、1つ、私がはっきりとお断りしたことがあります。それは**「置き換えドリンクは絶対にやらない」**ということ。ダイエット業界には小腹が空いた時のシェイクやスムージーがたくさんありますし、それが手軽で人気があるのも理解しています。それでも私が置き換えダイエットに反対したのは、自分自身がそれで何度もリバウンドしたから。

短いスパンで考えれば、ドリンクでの置き換えダイエットは確かに痩せます。でも、普段の食事に戻したらあっという間に元に戻ります。それに、置き換えダイエットではどうしても栄養が足りなくなるので、脳の「もっと食べなくちゃ！」というサインは強くなる一方。我慢して、でも食べたくなって……という辛〜い状況が待っているのに皆さんにおすすめはできません。きちんと痩せるだけでなく、そのボディが続くことが大切！

そのためには「正しく食べること」が基本です。**このドリンク本は、いわばそのサポーターのような役割。**味覚トレーニングにも、生活の彩りにも、「食を楽しむ」マインドの育成にもなってくれるのが瞬飲ドリンクダイエットの最大のメリット。たまに、忙しい時にドリンクだけで済ませてしまう時があるのは仕方ないのですが（私もそういう時があります）、置き換えドリンクにしないのが鉄則。楽しんで、味わって心地いい体とマインドを手に入れましょう。

PART 4

ロジカルにわかる「瞬飲ドリンク」メソッド

痩せ体質になるカギは「正しい飲み方」

1

「水分の正しい摂り方」と聞いたら、えっ?と驚く方も多いかもしれませんね。学校でも教えてくれないし、飲み物や食べ物との付き合い方はそれぞれのご家庭によって違います。多くの生徒さんのダイエット指導をするようになって気付いたのですが、食べ方はもちろん、飲み方も十人十色。ここでご紹介するような飲み方をしていないか、チェックしてみてください。

まずは「ガブ飲み」。暑いから、疲れたから、仕事から解放されたから……と水分を手にした時に、一気に飲んでいませんか? その人の活動量によって必要な水分量は異なりますが、**1日の水分摂取量の目安は体重×30ml。体重50kgの人なら1.5Lが適正水分量となります。**もしも尿をチェックした時に水のように薄い色であれば水分を摂りすぎているサイン。そうなると必要なビタミンやミネラルを体に留めておけなくなってしまいます。

次に、**食事中の「ながら飲み」。**湯呑み1杯程度のお茶ならまったく問題ありませんが、食事の時に水分を摂りすぎるのは大問題。理由の1つは、胃液が薄まって消化力が落ちてしまうから。きちんと消化できなければ栄養の吸収も悪くなり、栄養不足↓脳がもっと栄養を欲しがる↓食べてもお腹がすくデブ体質まっしぐらです。

もう1つの理由は、食事を「水分で流し込む」ようにして食べてしまうから。唾液をあまり出さず、よく噛まず、水分と一緒に食べ物を胃に送り込むと、胃液も薄まっているから、栄養の吸収率がさらに下がります。また、流し込むことで食べる速度が早くなり、結果として食べる量がさらに増えることに。ダイエットがなかなか進まないという方は、飲み物との付き合い方を見直してみましょう。

2

寝ているだけで痩せる憧れの体もドリンクから

ダイエットというと食事制限や運動をイメージする方が多いけれど、実はきちんと食べて基礎代謝を上げることが大切。松田式瞬食ダイエットでは、我慢せず運動せず、しっかり食べてみなさん痩せています。

そのポイントの1つとして私がお伝えしているのが「**深睡眠の大切さ**」です。日本は世界でも1、2を争うほど睡眠時間が短く、そこにデジタルデバイスの使用なども加わるので睡眠が質・量ともに悪化してばかり。ぐっすり深く眠れていれば食欲を抑制するレプチンというホルモンが分泌されるのに、遅い時間に食事をして眠りを妨げたり、体が冷えたままで眠りが浅くなったり。そうなれば、疲れが抜けない上に、太りやすい体になってしまいます。それを逆転させてくれるのが、おやすみ前に摂る瞬飲ドリンクなのです。

まず第一に、体が温まります。ホットドリンクでお腹からぽかぽかと温まると気持ちも体もゆるみ、リラックスして眠りにつきやすくなります。本書で紹介するドリンクには温活の定番、生姜などの温め素材を使っているものもあるので、冷え体質の方には特におすすめです。

カモミールやミント、レモンなど香りの効果も無視できません。緊張をゆるめてリラックスできるし、柑橘に含まれるリモネンには食欲を抑える働きもあるので、寝る前に口さびしくなった時にもぴったり。

「深夜帰宅して食事の時間がない！」という場合もトマトや豆乳、味噌汁などスープに近い瞬飲ドリンクなら大丈夫！　お腹も気持ちも落ち着くし、眠りの妨げになりにくく栄養不足も防げます。

しっかり食べること、しっかり眠ること。そんな松田式ダイエットの基本を、瞬飲ドリンクはがっちりとサポートしてくれます。

過剰な水分が毒に!? 水はけのいい体とは

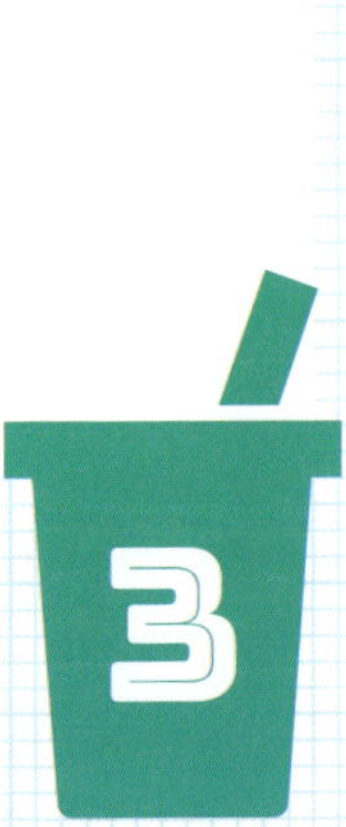

昔からよく言われるきれいの秘訣に「モデルは1日2Lの水を飲む」という定説があります。テレビで紹介されたりするとわっと流行り、しばらくすると忘れられて……というのを繰り返していますよね。

お水は人間にとって1日たりとも欠かせない大切なもので、不足すると肌や髪がパサついたり血液がドロドロになったりしてしまいますし、暑い季節に水分が足りなければ熱中症になって命に関わるリスクすらあります。たっぷりのお水をきちんと飲むべき、という意見には私も大賛成です。

P110でも説明した通り、1つの目安は体重×30ml。自分に合った量をきちんと摂れていれば健康的にはベストだけど、**水分を自分の適量よりも**

多く摂りすぎると、東洋医学でいう「水毒」という状態になりかねません。水分をきちんと排出できないため体が冷えたり足がむくんだり。水分の重みで胃下垂になって栄養がきちんと吸収できなくなり、だるいから運動できず、気持ちも落ち込んで……と悪循環に。塩分やナトリウム、糖質がそんな水分を抱え込むので、一気にむくみやすくなります。

むくみがひどい方こそ、水分の摂り方や量を見直すべきです。脚を指で圧迫して跡が残るようであれば、かなりむくんでいる証拠。**排出を促すきゅうりや緑茶、トマトジュースをドリンクに取り入れれば、むくみにくい体質へと変化**していきます。水はけのいい体を育てて、むくみや冷えと無縁のスッキリボディになれるはず。

4

欠食はデブのもと 飲んで手軽に栄養補給

たとえば夜に外食をめいっぱい楽しんだ翌朝。「今日はなんだかお腹が重たいから、朝はパス」なんて思っていませんか？　あるいはお酒を飲みすぎて食べる気になれない、場合によっては気持ち悪くて食べられない……なんて日もあるかもしれません。そうやって1食をパスすると摂取カロリーが減って痩せられそうですが、実は大きな勘違いです。

３５００人もの生徒さんが成功した瞬食ダイエットの真髄は「食べて痩せる」です。必要な栄養が不足していると、脳からは「もっと栄養を摂らなくちゃ！　ちゃんと食べて！」と命令が出されます。食欲が増してしまうのもダイエットにとってはマイナスですが、ここで欲しくなるのが手っ取り早く栄養になる（＝太りやすい）糖質だというのもタチが悪い。その日の体重は数百ｇくらい減るかもしれませんが、ダイエットという意味ではむしろ逆効果なのです。

そんな食欲がイマイチな日こそ、瞬飲ドリンクの出番です。食事は無理でも豆乳なら飲めたり、忙しくても味噌玉を溶かしたりはできるはず。まるっと1食欠けてしまうと、その後の2食で1日に必要なだけの栄養を補うのはなかなか難しいので、手早く作れるドリンクでのチャージはきわめて合理的。カラカラになった体に効率的に水分を補給するのにもぴったりです。

また、アルコール分解の時に消費される**ビタミンB_1、カリウム、たんぱく質、それに亜鉛などのミネラル補給にもドリンクはうってつけ。特にビタミンB_1は不足していると糖質を効率的にエネルギーに変換できなくなるので、二日酔いが長引くもととなります。**誰だって食べすぎや飲みすぎはあります。それを〝なかったこと〟にする知恵こそ、ダイエット成功のカギです。

5 失敗ダイエットの典型 〝スムージー〟の落とし穴

たくさんの野菜やフルーツをミキサーに入れてサッとブレンド。たっぷりのビタミンや食物繊維を手軽に飲めて、1日のスタートは順調！……と思ったら大間違い。松田式瞬食ダイエットでは、基本的にスムージーやドリンクによる〝置き換えダイエット〟をおすすめしていません。

第1の理由は、血糖値が急上昇するから。フルーツはもちろんですが、たとえばにんじんなら100g中に4.7gなど、野菜でも糖質を多く含むものが少なくありません。市販のスムージーなら、はちみつやてんさい糖、場合によってはシロップや果糖を含んでいることもあります。朝一番のスムージーなんて健康そうに聞こえますが、空きっ腹にスムージーを流し込むのは血糖値が急上昇し、体が全力で栄養を蓄えるモードになってしまいます。

しかも、飲み物は食物と違ってさっと胃を通過してしまいます。食物は胃に留まる時間が長いためゆっくり吸収されて血糖値もゆるやかに上がりますが、スムージーや野菜ジュースは腸に到達する時間が早く、一気に吸収されて血糖値を急上昇させます。血糖値が急に上がった後は急激に下がるので、集中力が落ちたりイライラしたり、眠くなってしまったり……。パフォーマンスも落ちますし、中高年の方であれば血管へのダメージも心配です。

また、**スムージーだと噛まずに飲めてしまうのもダイエット的にはとてももったいないです。**噛むと満腹中枢が刺激されるし、唾液が出るし、咬筋を動かすことで体温が上がるなどいいことずくめ。忙しくてドリンクで済ませたいという日もあると思いますが、なるべく栄養価を高めるのがおすすめ。冷凍フルーツをプラスする、豆乳やヨーグルトなどのたんぱく質を入れる、といったひと工夫で、ドリンクも栄養をサポートしてくれます。体温が上がれば目も覚めてきますし、栄養も摂れてご機嫌な1日が始まりますよ。

6

鈍った味覚とマインドに瞬飲ドリンクで喝！

たとえば海外の方が日本にいらした時に、日本食を「全て醤油の味がする」ということがありますよね。私たちからすれば醤油にもいろんな種類があり、そこにだしの風味、みりんやお酒といった調味料が重なってそれは豊かな味わいがするのに……と思います。でも、これって私たちが日本食のさまざまな味に触れ、舌が敏感になっているからわかる違いですよね（逆に、たとえば韓国に行くと〝全部が辛く思える〟なんてことがありますが、これは私たちがさまざまな種類の唐辛子やキムチに日々触れていないから。どちらがいい悪いではなく、味覚は日々育てられる、という話です）。

この話からもよくわかるように、香り、甘みや酸味など、日々の食事で嗅覚や味覚は育まれています。とはいえ食事のチャンスは1日たった3回。外食があったり忙しくて買って済ませたり……という日もありますよね。でも、1日に何度も飲むドリンクなら別。なんとなく飲んでいたものを豆乳に替えればたんぱく質やイソフラボン、ビタミンEなどが摂れて栄養価がUPします。スパイスをひとふりするだけでいつもとは違ういいものを飲んでいる幸せ感が味わえるし、生姜でも入っていればぽかぽか効果もあります。

そしてもう1つ大事なのは、こうやって**「何を飲もうかな」と立ち止まる時間を持つこと。忙しいからぱっと食べられるものを食べる、冷蔵庫にあるものを飲む、という「考えずに食べたり飲んだりするクセ」はダイエットの天敵！**瞬飲ドリンクを始めると「体によく、美味しいものを摂る」という基本を1日に何度も思い出し、味わうことができるから気持ちが変わり、ダイエットのスイッチがぱちんと入ります。

ダイエットが続かないと嘆く人こそ始めてほしい、そして始めた人から味覚と体が変わり出すのが瞬飲ドリンクなのです。

栄養の底上げを、ドリンクで。PFCバランスで美しく！

「食べないダイエット」や「〇〇だけダイエット」など、数々の失敗を繰り返してきた私。それが12kgものダイエットに成功し、産後もそれを保っていられるのは**PFCバランス——たんぱく質、脂質、炭水化物——を徹底的に見直したから**です。

　中でも重要なのがたんぱく質。筋肉を作る大切な栄養素ですから、カロリーを摂っていてもたんぱく質が不足すると「もっと栄養を摂らなくちゃ」と脳が指令を出します。そこで脳がバグを起こすと、手っ取り早く栄養になる炭水化

物が欲しくなり、つい食べてしまう……というわけです。たんぱく質が不足しがちだとムダな食欲が湧いてしまい、ダイエットが辛く苦しいものになります。ビタミンやミネラルが足りないのも、基礎代謝の低下につながり、頑張っても痩せられない状態に。

そんな栄養不足を手っ取り早く補うのに、瞬飲ドリンクはぴったり。ヨーグルトや豆乳、牛乳でたんぱく質を補ったり、ジュースや野菜でビタミン・ミネラルを補ったり。多忙な現代人にとって3食きちんと食べるのは難しいけれど、ドリンクでちょっと栄養を足すのならコンビニでも可能ですし、すぐ飲めて満足感があり、お腹が落ち着くはずです。

しっかり栄養を摂るのが、ダイエットの近道。食事はもちろんですが、ドリンクでサポートすればダイエットが無理なくムダなく、よりスピーディに進みます。

教えて！
瞬飲ドリンクダイエット Q&A

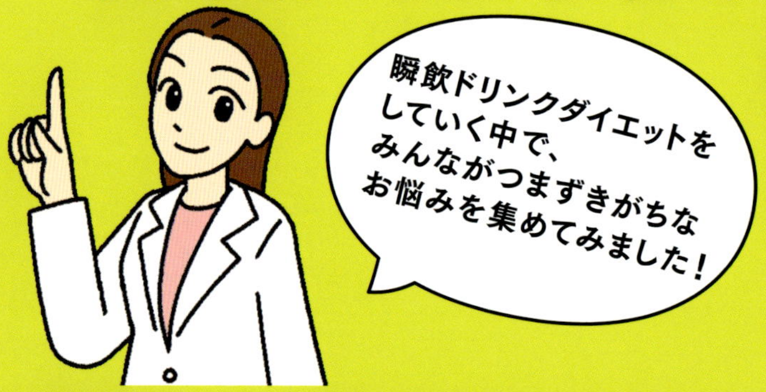
瞬飲ドリンクダイエットをしていく中で、みんながつまずきがちなお悩みを集めてみました！

Q1. 気に入った味のドリンクがあったら1日中それを飲んでもいい？

1日中というのはおすすめできません。酸の強いもの（たとえば、柑橘類や酢など）は酸蝕症のリスクが高まってしまいます。豆乳を使用しているものも飲みすぎると大豆イソフラボンの摂取が過剰になりホルモンバランスが崩れる原因にもなるので、1種類につき、**1日1杯がベスト**です。

Q2. 瞬飲ダイエットドリンクは、1日に何回飲んでいいの？

基本は**1日1〜2杯**かと思います。

Q3. 1回分の適量ってある？

150〜200ml程度が良いと思います。

Q4. 飲み始めていつ頃から効果が出るの？

個人差がありますが、**最低でも2週間**は続けた方が良いと思います。

Q5. 味付けが物足りなく感じる。甘みを足したい時はどうしたらいいの？

おすすめは**エリスリトール、はちみつ、煮切りみりん**で甘みをプラスしましょう。

Q6. 豆乳が苦手だから、レシピを牛乳に変えてもいい？

牛乳でも大丈夫ですよ！　「たんぱく質」「脂質」「炭水化物」「ミネラル」「ビタミン」の5大栄養素が豊富に含まれたバランスの取れた飲み物で、健康的にもいいです。

Q7. ドリンクで塩分はどれくらいとっていいの？

飲み物はできるだけ**塩分は入らない方が**◎。**汁物なら0.8～1g**程度が理想。

Q8. 食欲がUPしてしまうNGな飲み物って？

アルコールや炭酸水には食欲増進の効果があるとは言われています。適量をぼちぼち飲むことが大切です。

Q9. コンビニに売っているドリンクで痩せるドリンクは何？

無調整豆乳、炭酸水、無糖コーヒーがおすすめです。

Q10. 外出先でのカフェで頼むならおすすめは？

「甘味料」が使われていないストレートな飲み物がおすすめです。

おわりに

毎日生活していく中で、飲み物は必ず口にするものです。

せっかくなら、口にするだけで「体質改善」できて「代謝ＵＰ」して「痩せる」ドリンクがいいですよね。

今回は、そんな夢のようなドリンクの数々を紹介させていただきました。

もうすでに試してくださった方もいらっしゃるのではないでしょうか。最後まで読んでみて、いかがでしたでしょうか？

巷ではよく「ドリンク置き換えダイエット」と称して、1食をスムージーやドリンクに置き換えることで、摂取カロリーを落として、痩せるダイエットがはやっていますよね。

たしかにドリンクの置き換えは摂取カロリーを抑えるのですから、ダイエットとしては理に適っていますし、手軽に痩せられる印象はあります。ですが、欠食とほぼ同じことですから、将来的に考えると体にとっては悪影響なのではないかなと考えています。

私が考える「瞬食ダイエット」は三度の食事をしっかりとって、体質改善をし、健康的に痩せるメソッドです。私は食いしん坊なので（笑）、今回提唱する「瞬飲ドリンクダイエット」は体質改善するための補助輪のようなもの。美味しくご飯を食べながら、しっかり痩せたい方にはぴったりなダイエットになると確信しています。

これまで3500人ものダイエットをサポートしてきましたが、悩みの中で群を抜いて多いのが「続かない」という声。この「瞬飲ドリンクダイエット」なら、家にあるドリンクですぐにできるので、ずぼらな私でもなんだかんだ継続できています。だから、あなたもきっと続けられるはずです。

あらためて「瞬飲ドリンクダイエット本」をお読みいただき、ありがとうございました。

これからも間違いだらけのダイエットを卒業したいあなたを応援しています！

2025年1月　松田リエ

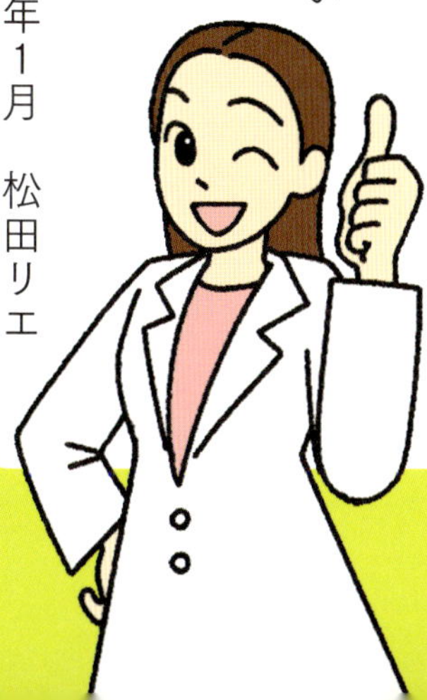

松田リエ まつだ・りえ

1986年生まれ。二児のママ。看護師・保健師・ダイエット講師。Belle Lus株式会社代表取締役、Belle Life Style協会代表理事。看護師としてがん患者のケアを担当後、保健師として従事。成人の健康教育、メタボリックシンドロームや糖尿病患者への保健指導を行った経験から、食卓を担う人が栄養や体の知識を身につけないと、食生活で自然に12kg痩せた経験を生かし、食べ痩せダイエット専門講師として起業し、現在に至る。『ずぼら瞬食ダイエット』など著作多数。

STAFF
- フードコーディネート 大林久利子
- 栄養計算 尾形明莉
- イラスト・漫画 mimi
- 写真(料理) 坂本理、佐々木貴大
- 構成 高見沢里子
- ブックデザイン 三瓶可南子
- 校閲 鷗来堂
- 編集 立原亜矢子

まぜるだけで簡単!
ずぼら瞬飲ドリンクダイエット

2025年1月29日　第1刷発行
2025年3月5日　第2刷発行

著　者　松田リエ
発行者　山下直久
発　行　株式会社KADOKAWA
　　　　〒102-8177 東京都千代田区富士見2-13-3
　　　　電話　0570-002-301(ナビダイヤル)
印刷・製本　TOPPANクロレ株式会社

●お問い合わせ
https://www.kadokawa.co.jp/ (「お問い合わせ」へお進みください)
※内容によっては、お答えできない場合があります。
※サポートは日本国内のみとさせていただきます。
※Japanese text only

本書の無断複製(コピー、スキャン、デジタル化等)並びに無断複製物の譲渡および配信は、著作権法上での例外を除き禁じられています。また、本書を代行業者等の第三者に依頼して複製する行為は、たとえ個人や家庭内での利用であっても一切認められておりません。

定価はカバーに表示してあります。

©Rie Matsuda 2025　Printed in Japan　ISBN 978-4-04-115718-3 C0077

LINEの友だち登録でご購入者限定の特典「瞬飲ドリンクダイエット」特別メソッドプレゼント!

LINE公式アカウント
公式★食べ痩せダイエット
BelleLus (@rie55)

■サービスサイト経由で著者LINEアカウントに遷移します。■PC/スマートフォン対象(一部機種では利用不可の場合があります)。■通信費用等はお客様のご負担になります。■予告なく本企画を中断・終了する場合があります。■上記アカウントは著者が管理・運営しています。KADOKAWAでは対応できません。■図書館等ではご利用いただけません。貸し出しの際には帯を外してください。■2025年1月時点の情報です。

YouTube